Alex Light

SEU CORPO não DEFINE QUEM VOCÊ é

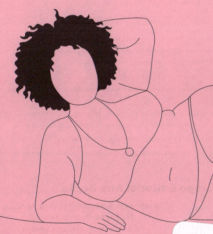

Diga não à ditadura da magreza e faça as pazes com o seu tipo físico

Rio de Janeiro, 2023

Seu corpo não define quem você é

Copyright © 2023 Alaúde. Alaúde é uma editora do Grupo Editorial Alta Books (STARLIN ALTA EDITORA E CONSULTORIA LTDA).
Copyright © 2023 Alex Light
ISBN: 978-85-7881-698-8

Translated from original *You Are Not A Before Picture*. Copyright ©2022 Alex Light . ISBN 978-0-00-850756-5. This translation is published and sold by *Harper Collins Publishers*, the owner of all rights to publish and sell the same. PORTUGUESE language edition published by Alaúde, Copyright © 2023 by STARLIN ALTA EDITORA E CONSULTORIA LTDA.

Impresso no Brasil — 1a Edição, 2023 — Edição revisada conforme o Acordo Ortográfico da Língua Portuguesa de 2009.

Dados Internacionais de Catalogação na Publicação (CIP) de acordo com ISBD

L723s   Light, Alex
          Seu corpo não define quem você é: diga não à ditadura da magreza e faça as pazes com o seu tipo físico / Alex Light ; traduzido por Beatriz Zaparoli. - Rio de Janeiro : Alta Books, 2023.
          288 p. : il. ; 15,7cm x 23cm.

          Inclui índice.
          ISBN: 978-85-7881-698-8

          1. Medicina. 2. Saúde. 3. Corpo. 4. Magreza. I. Zaparoli, Beatriz. II. Título.

2023-2743   CDD 610
                                                   CDU 61

Elaborado por Vagner Rodolfo da Silva - CRB-8/9410

Índice para catálogo sistemático:
1. Medicina : Saúde 610
2. Medicina : Saúde 61

Todos os direitos estão reservados e protegidos por Lei. Nenhuma parte deste livro, sem autorização prévia por escrito da editora, poderá ser reproduzida ou transmitida. A violação dos Direitos Autorais é crime estabelecido na Lei nº 9.610/98 e com punição de acordo com o artigo 184 do Código Penal.

O conteúdo desta obra foi formulado exclusivamente pelo(s) autor(es).

Marcas Registradas: Todos os termos mencionados e reconhecidos como Marca Registrada e/ou Comercial são de responsabilidade de seus proprietários. A editora informa não estar associada a nenhum produto e/ou fornecedor apresentado no livro.

Material de apoio e erratas: Se parte integrante da obra e/ou por real necessidade, no site da editora o leitor encontrará os materiais de apoio (download), errata e/ou quaisquer outros conteúdos aplicáveis à obra. Acesse o site www.altabooks.com.br e procure pelo título do livro desejado para ter acesso ao conteúdo..

Suporte Técnico: A obra é comercializada na forma em que está, sem direito a suporte técnico ou orientação pessoal/exclusiva ao leitor.

A editora não se responsabiliza pela manutenção, atualização e idioma dos sites, programas, materiais complementares ou similares referidos pelos autores nesta obra.

Alaúde é uma Editora do Grupo Editorial Alta Books

Produção Editorial: Grupo Editorial Alta Books
Diretor Editorial: Anderson Vieira
Editor da Obra: Ibraíma Tavares
Vendas Governamentais: Cristiane Mutús
Gerência Comercial: Claudio Lima
Gerência Marketing: Andréa Guatiello

Assistente Editorial: Mariana Portugal
Tradução: Beatriz Zaparoli
Copidesque: Mariana Santos
Revisão: Evelyn Diniz, Thamiris Leiroza
Diagramação: Joyce Matos
Capa: Beatriz Frohe

Rua Viúva Cláudio, 291 – Bairro Industrial do Jacaré
CEP: 20.970-031 – Rio de Janeiro (RJ)
Tels.: (21) 3278-8069 / 3278-8419
www.altabooks.com.br — altabooks@altabooks.com.br
Ouvidoria: ouvidoria@altabooks.com.br

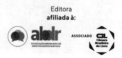

SOBRE A AUTORA

Depois de lutar contra vários distúrbios alimentares, **Alex Light** transformou seu blog de beleza e moda em um espaço virtual seguro para ajudar outras pessoas. Com isso, ela deu início a conversas indispensáveis sobre distúrbios alimentares, estigma do peso e cultura da dieta, o que evidencia a sua paixão por usar seu espaço para incentivar mudanças. Alex já trabalhou como jornalista de moda e beleza.

SUMÁRIO

Agradecimentos — 6

Introdução — 8

CAPÍTULO 1
Destruindo a cultura da dieta: a história
dos regimes alimentares — 21

CAPÍTULO 2
A verdade nua e crua: dietas não funcionam — 51

CAPÍTULO 3
A mídia é a grande culpada — 69

CAPÍTULO 4
Peso ≠ saúde — 87

CAPÍTULO 5
"Gordo" não é uma ofensa — 109

CAPÍTULO 6
A beleza é apenas uma tendência — 129

CAPÍTULO 7
A sua aparência é o que menos interessa em você — 147

CAPÍTULO 8
A comparação sempre leva à autocrítica — 165

CAPÍTULO 9
Como nós *deveríamos* comer — 181

CAPÍTULO 10
Não tem problema ganhar peso — 205

CAPÍTULO 11
Ser saudável não significa ser magro — 227

CAPÍTULO 12
O descondicionamento é poderoso — 247

CAPÍTULO 13
O caminho sinuoso no horizonte: para onde ir a partir daqui — 265

Leitura Adicional — 282
Notas Sobre O Texto — 283
Índice — 285

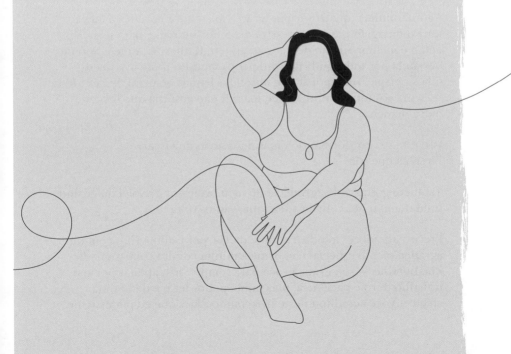

AGRADECIMENTOS

Bem, uau — e não é que escrever um livro é tão difícil quanto as pessoas dizem?! E bastante impossível (pelo menos, para mim) sem uma equipe incrível, então preciso agradecer...

Em primeiro lugar — porque eles vão me matar se não for assim — devo agradecer aos meus maravilhosos pais, Norma e David Light, sem os quais nada disso seria possível, por serem os melhores e mais compreensivos... mesmo que minha mãe ainda não tenha certeza do que eu faço 😊

Em termos do dia a dia da escrita deste livro, eu honestamente não acho que poderia ter feito isso sem meu marido Dave. Desde incentivos constantes e ombros para chorar sempre que atingia alguma barreira e me afastava do notebook gritando "Eu não consigo fazer isso", até frequentes xícaras de chá e caminhadas com os cães (que eram minha responsabilidade). Você foi (e ainda é) meu porto seguro.

Ah, e por falar em cachorros, muitíssimo obrigada à minha linda cadela Betty por me proporcionar calma instantânea e carinhos ilimitados durante os colapsos mencionados.

Agora, minhas (quatro) irmãs lerão isso e estarão prestes a enviar uma mensagem passiva-agressiva dizendo "humm, e para nós????", então é melhor eu não deixar passar. Jen, Katherine, Ellie e Sophie, obrigada por toda ajuda ao conferir os sentidos deste livro, seus olhos perspicazes e por serem absolutas lendas no geral. Vocês todas trazem caos total à minha vida, mas eu não gostaria que fosse de outra maneira.

Isso está se transformando em um discurso do Oscar? Eu sabia que iria.

Também gostaria de agradecer ao meu professor de vôlei do ensino fundamental por... Brincadeirinha, vamos voltar.

Preciso agradecer a toda a equipe da Harper Collins HQ, com um agradecimento especial e enorme à minha editora comissionada Zoë Berville — sou grata a você para sempre: não apenas por seu trabalho duro e paciência, mas também por ter me dado uma chance. Você acreditou neste livro muito antes que eu pudesse me permitir, e ainda não consigo acreditar que estamos aqui — nós conseguimos!

Falando em colocar a mão na massa, um enorme agradecimento ao meu brilhante empresário Will Prior na agência 84 World — você foi fundamental para fazer este livro acontecer e eu sou muito, muito grata por seu apoio constante e inabalável e por acreditar em mim... mesmo quando estou te deixando louco. O que acontece com frequência.

Devo também agradecer a Liz Marvin, que colocou meu manuscrito em perfeitas condições e respondeu às minhas longas indecisões e incerteza (como eu disse, escrever um livro é difícil!) com graça e paciência.

Quero agradecer às pessoas que trabalharam nos bastidores para tornar este livro um sucesso: Louise Evans por dar vida à minha ideia com seus designs e ilustrações impressionantes; Abi e Millie por suas contribuições atenciosas e olhar editorial aguçado; Dawn Burnett e Lily Capewell por trabalharem duro na divulgação com seus talentos em marketing e relações públicas; Halema Begum, da equipe de produção, por garantir que o livro tivesse uma aparência deslumbrante; e Georgina Green, Harriet Williams, Ange Thomson, Sara Eusebi e Darren Shoffren por garantir que as pessoas o comprem...!

Outro agradecimento vai para minha brilhante amiga Hannah Walters-Wood, que sempre esteve do outro lado da linha com ajuda especializada e verificando a escrita e o design, e minha assistente Amy Sadler por segurar as pontas enquanto eu. fazia. isso. acontecer.

uma música começa a me enxotar para fora do palco...

E, por último, mas não menos importante — vocês. Eu nunca estaria aqui sem o seu apoio e eu só espero que você saiba o quanto eu aprecio isso. Apesar de todas as armadilhas, o Instagram me deu essa comunidade incrível que não apenas ajudou a me recuperar do meu distúrbio alimentar e reformular a maneira como vejo meu corpo, mas me elevou e me deu um propósito... Não vejo mais os anos da minha vida, em que estive no meio de distúrbios alimentares, como um desperdício, porque isso me trouxe aqui e a você. Obrigada.

arrastada para fora do palco

INTRODUÇÃO

Eu passei muito tempo me vendo como uma foto de "antes"

Você sabe do que eu estou falando: aquela pessoa com os ombros caídos e o semblante abatido nas fotos de "antes e depois" apenas esperando pela "transformação" (leia-se: perda de peso) que garante torná-la feliz, bem-sucedida, admirada e desejada.

Durante a minha infância, eu era maior que meus amigos. Não gorda, mas rechonchuda, e estava bastante ciente disso. Eu acreditava piamente que havia algo errado com a minha aparência, que isso era um obstáculo, e essa crença me levou à minha primeira dieta por volta dos 11 anos. A partir daquele momento, dediquei a maior parte da minha vida a alcançar a minha "transformação", menosprezando o meu corpo — uma poderosa embarcação que me permite navegar pelo mundo — como se fosse composto de diversas áreas problemáticas no aguardo para serem corrigidas e retraídas.

Eu lamento a quantidade inestimável de tempo, energia e dinheiro que gastei fazendo inúmeras dietas ao longo dos anos — Atkins, Dukan, South Beach, Mediterrânea, organizações como Vigilantes do Peso e Slimming World, Keto, Tipo Sanguíneo, a Limonada da Beyoncé (nem queira saber), Paleolítica… Eu poderia entrar em detalhes, mas não quero perder tempo, porque, francamente, elas são inúteis. Mas você entendeu: pense em qualquer maldita dieta e eu provavelmente já terei feito até que me libertei dessa cultura.

Como você está aqui, lendo isso, imagino que tenha algumas para adicionar a essa lista, dada a quantidade de modinhas que surgiram desde então.

Ao longo da minha adolescência e início dos 20 anos, depois de vários "sucessos" iniciais com as dietas (já que elas geralmente vendem resultados praticamente imediatos e por isso parecem tão irresistíveis), cada uma dessas restrições alimentares, como era de se esperar, por fim me deixaram infeliz, desanimada e totalmente frustrada comigo mesma pelo que considerei ser meu próprio fracasso. Eu desejava a magreza mais do que *tudo*, então por que não tive força de vontade para fazer isso acontecer? Somente depois de anos eu aprenderia que nunca foi minha culpa, mas falaremos sobre isso mais adiante.

Por crescer em um mundo dominado pela cultura da dieta, eu estava convencida de que precisava ser magra para ser querida, bem-sucedida e digna. Todas as pessoas "bonitas" que existiam no meu mundo — trazidas a mim graças às revistas, TV, cinema e música pop — eram magras. Eu acreditava de maneira convicta que precisava disso também, não porque eu queria aparecer na TV ou ser uma popstar, mas porque eu achava que era assim que se ganhava aprovação e reconhecimento, e eu estava desesperada por ambos.

Estar de dieta tornou-se uma parte de mim, todo o meu senso de identidade e minha vida girava em torno disso. Eu era extremamente obcecada por dietas, aproveitava os altos e baixos passageiros e vivia da esperança que me animava quando descobria uma nova dieta. Minha vida foi bastante afetada por esse ciclo de dietas: deixei de participar de eventos sociais que envolviam comida por medo de vacilar e arruinar a dieta do momento, o que abalou muitos dos meus relacionamentos, a dedicação dada ao meu trabalho era, na melhor das hipóteses, mediana, porque grande parte da minha mente estava ocupada "mantendo o controle" do que comia e a energia era pouca, já que muitas vezes privava meu corpo e cérebro do que precisava para funcionar bem.

Por puro desespero, comecei a tornar as dietas cada vez mais restritivas e foi aí que descobri uma dieta de sucos. Eu deveria beber cinco copos de sucos por dia para substituir a comida — o que era bastante doloroso. Lembro-me como se fosse ontem de tentar dormir às 19h a todo custo para evitar as dores da fome que me consumiam e o puro desespero de ter comida na minha barriga — mas aos poucos me vi reduzindo isso para quatro copos de sucos de vegetais por dia, depois três, depois dois, então um... Até que decidi que isso também tinha muita caloria e resolvi chupar balas para me sustentar. Eu estava a caminho de um estado mental ainda mais sombrio do que minha dieta perpétua e cada vez mais perto de um distúrbio alimentar. No fim, precisei de tratamento para anorexia e bulimia nervosa.

Na época, eu era editora de moda e beleza em uma revista. Era o emprego com o qual sempre sonhei e me esforcei muito para conseguir — estagiei por anos em três cidades diferentes e enviei mais currículos do que você poderia imaginar — mas não conseguia aproveitar: eu estava tão infeliz, consequência do meu distúrbio alimentar, que sentia pouquíssimo prazer em qualquer coisa naquela época. Também tinha uma conta no Instagram com cerca de 40 mil seguidores em que eu postava as minhas fotos do mundo da moda e beleza que servia como "inspiração" para aqueles que me acompanhavam na rede social. Minha vida parecia *tão* glamourosa, mas a realidade era completamente outra. Lembro-me claramente de uma viagem a Dubai em 2015 para entrevistar Jessica Alba para uma matéria de capa. Viajei na classe executiva, me alojei em um hotel cinco estrelas e frequentei restaurantes que ostentavam elegância e riqueza — a minha família, os meus amigos e os meus seguidores não conseguiam acreditar. Eu era a garota mais sortuda do mundo! Na verdade, ninguém fazia ideia de que passei a viagem inteira entrando e saindo dos banheiros, lutando desesperadamente contra a bulimia. No voo de volta para casa, depois de ter vomitado de propósito pela quinta vez e distendido um músculo de uma costela no processo, eu me perguntava se estaria fisicamente forte o suficiente para levantar minha mala da esteira de bagagem e voltar para casa do aeroporto de Heathrow.

Assustada com a minha aparência cada vez mais frágil pouco tempo depois, no mesmo ano, minha mãe, bastante preocupada, exigiu de forma gentil, mas firme, que eu visse um médico. Ela marcou uma consulta com um psiquiatra e isso foi a constatação — mas certamente não o fim — do meu relacionamento tóxico com a comida e, *finalmente*, meu corpo começou a melhorar.

Minha recuperação foi longa, difícil e dolorosa, como a de qualquer coisa que nos prejudique tende a ser, e meu diagnóstico inicial se transformou em transtorno de compulsão alimentar até que eu, anos depois, encontrei a verdadeira liberdade alimentar e a aceitação do meu corpo. Mas aceitar o tratamento e focar a recuperação foram, sem dúvida, as melhores coisas que já fiz por mim mesma.

Tive a sorte de ter ajuda profissional e meu terapeuta abriu meus olhos para a cultura da dieta, esse mundo autoritário em que vivi toda a minha vida, em que nada importava tanto quanto a magreza e como ela era de maneira inquestionável a chave para a felicidade. Uma ideia universal que foi construída e ainda cresce por uma única razão: ela rende rios de dinheiro para muitas pessoas na indústria da dieta.

Quando comecei a questionar a cultura da dieta — tanto de modo interno, ao desafiar a minha profunda convicção de que precisava ser magra, quanto de modo externo, ao reconhecer e desmascarar a enorme quantidade de mensagens, com as quais somos bombardeados, afirmando que todos os corpos precisam ter uma certa aparência para serem desejáveis, ou apenas aceitáveis — descobri uma alternativa maravilhosa: a comunidade da autoaceitação.

Em 2016, a modelo "plus size" Iskra Lawrence ganhou fama ao aparecer nas manchetes de jornais e revistas ao abalar a indústria da moda e sua falta de diversidade. Lembro-me de ver as fotos dela e pensar como ela estava linda e como era incrível ver uma mulher que não vestia tamanho 36 sendo escolhida para campanhas e capas de revistas. Fiquei responsável por entrevistá-la para uma matéria e nos encontramos em um restaurante para conversar. Ela era deslumbrante — sinceramente, uma das mulheres mais bonitas que eu já tinha visto — não por causa do quanto ela pesava, mas por causa de sua segurança, autoconfiança e coragem de ser ela mesma. Eu mal conseguia tirar os olhos dela.
A percepção de que sua beleza ia além de como ela — ou seu corpo — aparentava era desconhecida para mim e, sem dúvida, contribuiu para destruir um sistema de crenças que eu tinha desde sempre. Saí da entrevista animada e inspirada. Comecei a segui-la no Instagram imediatamente e por conta disso descobri um ambiente virtual cheio de mulheres que se recusavam a se curvar ao

ideal de beleza da sociedade e que não tinham remorsos por não fazer parte dele.

Eu tenho que admitir que achei difícil compreender a situação no início. Não fazia sentido para mim essas mulheres sentirem orgulho ao colocarem suas "falhas" (segundo a sociedade) à mostra... Elas *realmente* não se importavam? Passei a maior parte da minha vida me preocupando com a minha celulite, as minhas coxas... essas mulheres *realmente* não tinham vergonha de seus corpos? Não sei com quais ideais de beleza você cresceu, mas eu cresci, sem dúvida e de maneira exclusiva, com: mulheres brancas, altas, magras, bronzeadas, com pele perfeitamente lisa e sem manchas. Embora agora estejamos, lentamente, começando a ver mais imagens de mulheres cujos corpos não seguem este padrão, na época era algo inacreditavelmente raro e isso me surpreendeu. Guardo a lembrança vívida de pensar que nunca poderia mostrar meu corpo como essas mulheres mostravam os delas.

Quanto mais dessas imagens eu consumia, menos chocada eu ficava, até que comecei a ver a beleza nelas, questionando se as "falhas" eram realmente falhas... Afinal, por que a celulite é vista de maneira TÃO negativa? A maioria das mulheres tem. Por que dobrinhas na barriga não são aceitáveis? As pessoas *têm* gordura e dobras de pele. O que há de errado em não ter pernas finas? Elas cumprem sua função muito bem, independentemente de forma e tamanho.

Quanto mais eu questionava e confrontava, mais distante eu ficava das pressões estéticas e do que agora reconheço como cultura da dieta e *não* uma incontestável lei de como a beleza deve ser. Embora intencional, isso aconteceu sem esforço. Eu já não conseguia me conectar com nada que a cultura da dieta representava. Passei a utilizar meu tempo para aprender o máximo possível sobre essa ideia e encorajar as mulheres ao meu redor a se libertarem dela também.

Esse processo começou aos poucos. Tenho quatro irmãs e, aflita pelo enorme papel que a cultura da dieta estava desempenhando em suas vidas, assim como na de minha mãe, comecei a passar para elas o que aprendi. Ver o efeito positivo que a singela ideia de abandonar essa cultura teve sobre elas me levou a compartilhar também no Instagram.

Quando eu estava doente ou mesmo durante a minha recuperação, minha conta era constituída por fotos completamente editadas — estou falando das ferramentas para afinar, suavizar, desfocar entre outras. Isso porque, apesar do meu conhecimento recém-adquirido sobre a cultura da dieta, os distúrbios alimentares, com seu famigerado controle sobre a vítima, não tendem a fazer as malas e ir embora facilmente, levando consigo as considerações sobre imagem corporal. Mas conversar abertamente sobre a cultura da dieta e a imagem corporal com minha família finalmente me deu coragem para mergulhar de cabeça e fazer uma mudança.

No dia 19 de junho de 2016, eu publiquei um post que detalhava algumas das lutas contra a balança e o espelho que vivenciei ao longo da minha vida. Não foi formulado ou explicado de maneira perfeita, acho que eu ainda não tinha experiência ou conhecimento, mas foi um passo na direção certa. A resposta foi surpreendente: durante a noite, recebi centenas de mensagens de mulheres com histórias semelhantes. Fiquei em choque ao descobrir que tantas pessoas estavam lutando com sua imagem corporal também... Não era só eu. Sempre pensei que fosse só eu.

Encorajada com esse apoio, senti-me atraída a continuar. Aos poucos, tornei-me mais confortável em mostrar vulnerabilidade e me aprofundei cada vez mais na história do meu distúrbio alimentar e nas lutas com a imagem corporal que me mantiveram refém a vida inteira. Sempre que encontrava um tópico que achava que pudesse ajudar alguém que estava sofrendo, eu estudava sobre o assunto e compartilhava. Meu primeiro post viral foi sobre Bridget Jones — novamente, longe da formulação impecável, pois eu ainda tinha muito a aprender. Eu explorei como a personagem de Renée Zellweger no filme foi retratada como gorda e que precisava desesperadamente de uma transformação quando, na realidade, nada daquilo era verdade. Foi uma história que me marcou — o peso de Bridget aparecia na tela e era bem menor do que o meu, mas mesmo assim ela era retratada como "acima do peso", categorização que estamos condicionados a temer acima de tudo e que tinha a necessidade de "consertar" a sua aparência (por meio da contagem de calorias e exercícios severos — lembra da cena da bicicleta ergométrica?).

Ao longo dos anos seguintes, devo ter tido milhares de conversas com mulheres de todo o mundo sobre alimentação, peso e imagem corporal por meio das redes sociais. Fui chamada para ser a capa digital da revista *Cosmopolitan* no início de 2021, quando eles

Ter uma cintura cada
vez mais fina não será
seu legado, eu prometo.

dedicaram uma edição à confiança corporal e se tornaram embaixadores globais da Dove, marca de cosméticos conhecida por abalar a indústria com suas campanhas "Retratos da Real Beleza" com mulheres de diferentes formas e tamanhos. Essas eram coisas com as quais eu nunca teria sonhado quando sofria de um distúrbio alimentar e estava convencida de que minha única chance de me considerarem bem-sucedida e meu corpo "aceitável" era torná-lo menor. A grande ironia é, obviamente, que coisas maravilhosas começaram a acontecer comigo no exato momento em que me libertei dessa crença. Meu peso é muito maior e sou mais feliz e bem-sucedida do que já fui em qualquer outro momento da minha vida.

Eu quero que você também seja capaz de romper com a cultura da dieta. Meu desejo é que você pare de ver seu corpo como uma foto do "antes", como eu costumava fazer. É muito prejudicial para sua saúde mental e física e seu bem-estar. Se você está esperando perder *insira um número aleatório de quilos* para usar aquele vestido ou para ir à praia, mas só *depois* de se livrar da celulite então — e me desculpe a sinceridade — você está perdendo muito tempo em um objetivo arbitrário que dificilmente oferecerá uma verdadeira realização. Apesar do que nos ensinam, só é possível alcançar isso por meio de uma vida significativa — de construir relacionamentos preciosos e formar conexões, ir atrás de suas paixões, descobrir seu propósito, construir um senso de identidade e viver com compaixão. Ter uma cintura cada vez mais fina não será seu legado, eu prometo.

Mas por onde começar? É mais fácil falar do que fazer, certo?! Sim. Entendo. Eu falo com mulheres no Instagram todos os dias que estão desesperadas para aumentar a confiança quanto à própria imagem corporal e abandonar a cultura da dieta, mas... *como*? Crescemos em um mundo que nos ensina a valorizar a magreza acima de tudo, então aceitar de repente um corpo que fica fora dessa categoria da noite para o dia é uma tarefa difícil. Diria até que é impossível. A resposta de fato não pode ser resumida a um simples comentário no Instagram, então eu sabia que este livro era algo que eu precisava fazer. Acredito com todo o meu coração que é apenas aprendendo a verdade sobre a cultura da dieta e fazendo as pazes com nossos corpos que podemos seguir em frente — e passar essa mensagem para as próximas gerações para que eles não sofram como muitos de nós.

Eu sempre quis soluções rápidas — bem-vindo ao meu cérebro oito ou oitenta que está em constante obra! —, então, alcançar um ponto em que sou feliz na minha própria pele demorou e não foi fácil. Eu tive que aprender a trocar meu plano de "solução rápida" por uma abordagem de "quebra-cabeça". As peças individuais não fornecem uma imagem completa, uma receita instantânea de felicidade e aceitação, mas juntas? Elas criam algo. Algo mágico, que faz sentido.

Então agora é hora de você enfrentar o seu próprio quebra-cabeça, e eu fiz o meu melhor para preencher este livro com todas as peças que você pode precisar para se sentir melhor em sua própria pele e parar de fazer dieta. Começaremos entendendo e identificando a cultura da dieta, bem como desafiando a eficácia dela, antes de passar a questionar nossas crenças sobre corpo magro, gordo e saudável. Continuaremos abordando as tendências de corpos, a comparação com os outros, a organização de seu espaço e como juntar tudo isso de uma maneira que seja melhor para você.

Falo por minha própria experiência — algumas das quais compartilho nestas páginas — e como alguém que você espera que te entenda. No entanto, não sou nutricionista ou psicóloga, então conversei com alguns especialistas para fortalecer ainda mais sua compreensão dos tópicos muitas vezes complicados que surgem na conversa sobre a cultura da dieta.

Seria errado da minha parte não reconhecer o fato de que falo sobre aceitação do corpo e cultura antidieta como uma mulher branca cis, não deficiente e heterossexual. Meu corpo não é marginalizado e me beneficio de muitos privilégios, o que acaba afetando a minha compreensão e experiência quanto à imagem corporal. Por essa razão, recrutei as vozes de mulheres cujos corpos são marginalizados para ajudar a nos educar ainda mais sobre a gordofobia, o estigma do peso e a opressão de corpos marginalizados e, de maneira crucial, o que todos nós podemos fazer para combater isso.

Tentei escrever o livro de que eu precisava urgentemente quando era obcecada por dietas e abandonava minha vida social para frequentar intermináveis aulas de ginástica. Quando acreditava que tudo seria melhor se eu fosse mais magra e nada seria o bastante se eu não fosse. Eu gostaria de pensar neste livro como uma bíblia da imagem corporal, que você pode ler, digerir e colocar em ação no seu próprio tempo. E se uma parte parece não fazer sentido para você, tudo bem — você pode pular, concentrar-se em outros pontos e voltar a ela quando a ideia estiver mais completa e fizer mais sentido.

Você comprou este livro por um motivo. Use-o. Porque a vida é muito curta para odiar a pele em que você habita.

CAPÍTULO 1

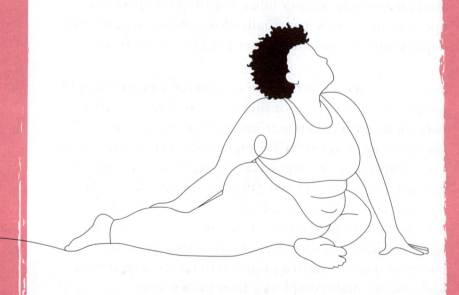

Destruindo a cultura da dieta: a história dos regimes alimentares

A dieta começa na segunda. Certo?

E deixe-me adivinhar como será cada dia da sua semana de regime:

Segunda-feira: Determinação. *Muita* determinação.

Terça-feira: Eu me sinto incrível... Encontrei a dieta perfeita! Vai funcionar desta vez, posso sentir.

Quarta-feira: Quanta energia! O mundo é meu!

Quinta-feira: Acho que ainda estou nos trilhos. Com muito foco para não chutar o balde desta vez, mas *não vejo a hora* do dia do lixo — tenho uma lista de tudo o que quero comer.

Sexta-feira: Comi tudo o que eu vi pela frente.

Sábado: O mesmo que sexta-feira.

Domingo: O mesmo que sexta e sábado, mas com uma camada adicional de aversão, vergonha e nojo de mim mesma por falhar — de novo. Preciso criar um novo plano para uma nova dieta. *Semana que vem* vai ser diferente.

E assim o ciclo continua. De novo e de novo e de novo.

Uma pesquisa feita em 2019, no Reino Unido, descobriu que, em média, 2 mil adultos tentam duas dietas da moda por ano, apesar de mais da metade dos entrevistados afirmar que se sentiam muito confusos sobre quais dietas eram realmente sustentáveis.[1] Em outras palavras, estamos tentando cortar todos os carboidratos ou nos sustentar com sopa ou suco duas vezes por ano, todos os anos, mesmo sem saber se vai funcionar ou não porque sentimos a necessidade urgente de perder peso.

Claro que isso nunca funciona, então repetimos a situação vivida no domingo, sentimos toda aquela vergonha, aquele arrependimento e puro desespero tão familiares. Enquanto escrevo, parece que estou assistindo a uma apresentação de slides de todos os domingos que passei assim — a maioria deles, sem dúvida. Isso não é triste? E mesmo que eu esteja muito distante disso agora, os flashbacks são intensos — eu posso *sentir* essa dor. Ela transforma tudo ao meu redor com sua negatividade e, de repente, me lembro de como sou grata por estar livre de dietas e como é importante para você também encontrar essa liberdade.

Quando comecei a questionar a cultura da dieta, quis entendê-la melhor — exatamente o que é e como surgiu. Li tudo o que pude sobre suas origens e rapidamente comecei a compreender por que ela é tão difundida em nossa sociedade atual. Acredito fielmente que, para dar fim a ela e fugir de sua poderosa influência, primeiro é necessário entendê-la, e para isso é preciso entender sua história. Ela será uma peça importante da armadura que a protege. Então me acompanhe nessa jornada — prometo que é fascinante.

Em primeiro lugar, o que é a cultura da dieta?

De forma simples, a cultura da dieta é um conjunto de crenças que coloca a magreza, o formato e o tamanho acima de tudo e os equipara à saúde, ao sucesso, à felicidade e à virtude moral. Isso acontece em parte por causa do enaltecimento de uma forma específica de alimentação e da demonização de certas comidas e grupos de alimentos. A indústria da dieta lucra com essas narrativas sociais e com o "ideal magro" ao vender produtos que, segundo alegam, aproximam os consumidores dessa ideia.

Vou ser mais específica — porque há *muito* mais que preciso dizer sobre a cultura da dieta. A palavra "dieta" vem do grego *diaita*, que, em seu significado original, refere-se simplesmente a um modo de vida e não a um regime restritivo de perda de peso. No entanto, toda a cultura da dieta está arraigada na ideia de que ser magro é a melhor coisa que um ser humano pode alcançar, e inclusive isso o tornaria moralmente superior, e, portanto, incentiva os indivíduos a fazerem de tudo para alcançar a magreza. Exige que dediquemos tempo, energia e — principalmente — dinheiro para diminuir nosso corpo, sem se importar com os meios usados ou com as consequências.

Mas nem sempre foi assim. Durante a maior parte de sua existência, os seres humanos se preocuparam em obter comida suficiente para sobreviver, não em deixar de comer para perder peso. Por essa razão, o corpo gordo costumava ser um sinal de riqueza, saúde e carregava um status social mais alto — igualava fertilidade e resistência à doença e à fome, enquanto a magreza significava pobreza, enfermidade e, potencialmente, morte. Como resultado, inúmeros reis, faraós, deuses e deusas no mundo antigo foram retratados com corpos gordos. A gordura ainda é considerada desejável em certas regiões, é claro — em muitas culturas africanas, ser gordo é um símbolo de boa vida e riqueza. Em partes da Mauritânia e da Nigéria, as meninas e futuras noivas são alimentadas à força para que se tornem gordas e, portanto, "atraentes". Essa é a prova perfeita de que a ideia de que a magreza é melhor/mais atraente é simplesmente um condicionamento, e não uma preferência humana inata.

Então, quando foi que nós, pelo menos no Ocidente, começamos a enxergar corpos pequenos como atraentes e a fazer associações entre comida e valor moral? É impossível identificar a data exata, mas sabemos que o filósofo grego Hipócrates, considerado o "pai da medicina", contribuiu para popularizar a ideia de que gordura = não saudável e, portanto, "ruim" por volta de 400 a.C., ao afirmar: "A morte súbita é mais comum em quem é naturalmente gordo do que em alguém magro."

A cultura da dieta é um conjunto de crenças que coloca a magreza, o formato e o tamanho acima de tudo.

O que se acredita ser o primeiro livro de dieta foi lançado em 1558: Luigi Cornaro era um italiano gordo de 40 anos de idade que, cansado de seu tamanho e sua impotência sexual, limitava-se a 340 gramas de comida por dia e quase *meio litro de vinho*. Seu livro, *The Art of Living Long* [sem tradução no Brasil], aconselhava outros a fazerem o mesmo. *Meio litro de vinho*! Não tenho certeza do que ficaria pior, meu refluxo gástrico ou minha visão...

No início de 1800, o poeta, político e libertino confesso Lord Byron — que também era o principal símbolo sexual masculino na Inglaterra da época — era muito firme sobre seu desejo de permanecer magro, o que o levou a métodos extremos. Ele passava fome, comia compulsivamente e depois tentava "perder as calorias por meio do suor" sob diversas camadas de roupas, comendo nada além de biscoitos ou batatas encharcadas de vinagre. Eventualmente, ele passou a beber vinagre, combinando isso com água várias vezes ao dia na tentativa de "eliminar" a gordura. O poeta também condenava abertamente as pessoas — especialmente as mulheres — que, em sua opinião, comiam "em excesso". Eca. É claro que ele estava muito doente e em 1998, o professor Arthur Crisp, professor emérito de psiquiatria do hospital universitário St George's Hospital em Londres, disse acreditar que Byron sofria de "anorexia nervosa grave".

A cultura da dieta ganhou mais notoriedade em 1862, quando o britânico William Banting decidiu perder peso devido a problemas de saúde e a uma crescente antipatia da sociedade pelo corpo gordo. Ele encontrou um médico, um otorrinolaringologista chamado Dr. William Harvey, que concordou em ajudá-lo com uma dieta experimental que eliminava todos os alimentos que continham amido e açúcar. No ano seguinte, em 1863, Banting escreveu um folheto intitulado *Letter on Corpulence, Addressed to the Public* [sem tradução no Brasil], em que detalhava o plano alimentar que seguiu. A população se interessou, visto que o folheto esgotou várias vezes — tantas pessoas passaram a utilizá-lo que o termo "estou *banting*" significava "estou de dieta".

O regime em si era pobre em carboidratos e rico em carne e gordura. Semelhante à dieta Atkins, mas com seis copos de bebida alcoólica por dia para ajudar a combater a constipação que acompanha quem se alimenta exclusivamente de carne (é sério). Em 2015, o cientista sul-africano Tim Noakes adaptou a dieta original e documentou sua versão em um livro intitulado *Real Meal Revolution* [sem tradução no Brasil] que se disseminou pela África do Sul e logo havia pelo menos uma opção dessa dieta em inúmeros menus em todo o país.

O livro de Banting recomendava a pesagem frequente, e, devido à sua popularidade, as balanças para determinar o peso corporal logo se tornaram um elemento necessário para o coletivo. Em 1885, estavam presentes em drogarias, farmácias, estações de trem e até bancos e escritórios, consolidando uma obsessão com o peso.

No entanto, as mulheres na Era Vitoriana não aspiravam a ser magras. O corpo da mulher ideal era rechonchudo e em forma de violão: isso era visto como o auge da feminilidade e um sinal de que seus maridos podiam alimentá-las e sustentá-las financeiramente. O corpo violão era obtido com a ajuda do espartilho, usado para realçar as curvas de uma mulher ao encolher sua cintura. Essa cinta era bastante popular, mas muitas vezes prejudiciais à saúde das mulheres: alguns médicos culparam o espartilho por danos aos órgãos internos, deformidades nas costelas, defeitos congênitos e abortos espontâneos. Apesar da cintura bem fina, o corpo ideal ainda era voluptuoso e a adorada atriz vitoriana Lillian Russell, cujo biotipo era muito cobiçado, usava um manequim que corresponde à numeração 46/48 no Brasil.

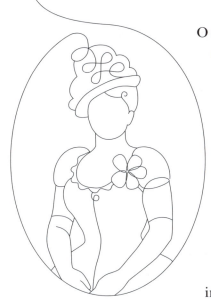

O século XIX foi uma época de rápido progresso na ciência e tecnologia e os vitorianos tinham um grande apetite por novidade. Assim, como era de se esperar, os regimes alimentares surgiram com ritmo crescente e a cultura da dieta se estabeleceu. Por exemplo, em 1903, Horace Fletcher, um negociante de arte de São Francisco, foi informado de que era gordo demais para se qualificar para um seguro de vida, então ele inventou seu próprio plano alimentar para perder peso — mastigar cada garfada 32 vezes ou 1 vez para cada dente, em seguida cuspir o resto. Os "Encontros de Mastigação" tornaram-se populares, nos quais os participantes não faziam nada além de contar os movimentos de mandíbula até cem. Achei tanto divertida quanto bizarra a imagem que se formou em minha mente...

A Revolução Industrial, que começou no final do século XVIII, trouxe inovações tecnológicas que levaram à mecanização e produção em massa de vestuário. Antes disso, a única maneira de conseguir roupas era visitando uma costureira ou fazê-las você mesmo, o que significava ajustar as roupas seguindo o formato do seu corpo. No século XX, nos acostumamos com roupas mais baratas e produzidas em massa. As mulheres, principalmente, desejavam comprar versões acessíveis das últimas tendências. Mas o "problema" era — e sempre será — que os corpos femininos vêm em todos os formatos e tamanhos. Como as roupas poderiam ser produzidas em massa para caber em todas nós? A partir daí começou uma ação de padronização de tamanhos, impulsionada pela perda de lucro devido à necessidade de modificações.

Medidas foram feitas para determinar as proporções "médias" de mulheres e os tamanhos das roupas foram baseados nisso. No entanto, os corpos femininos utilizados eram, em grande parte, de mulheres brancas — de maneira perturbadora, as mulheres não brancas foram excluídas. Assim, a partir da década de 1950, uma versão dos tamanhos com os quais estamos familiarizados hoje surgiram. Hoje em dia, em vez de roupas serem feitas para caber em seu corpo, espera-se que seu corpo se encaixe nas roupas. Isso também nos deu um parâmetro simples para comparar nossos corpos uns com os outros e, você poderia afirmar, deu ao mundo uma ferramenta útil para praticar o *body shaming**.

Você consegue ver como tudo está se encaixando, não é?

No Ocidente, havia uma nítida questão racial quanto ao nosso crescente fascínio por uma forma de corpo "ideal". A industrialização também levou a um aumento significativo da imigração, pois as fábricas precisavam de uma fonte de mão de obra barata. "A classe média branca emergente estava procurando maneiras de afirmar e manter uma posição dominante em relação aos novos imigrantes, e o tamanho do corpo tornou-se um ponto principal de comparação", escreveu a nutricionista e autora Christy Harrison em seu livro *Anti-Diet* [sem tradução no Brasil]. Cada vez mais, no final do século XIX, a classe média começou a ver a magreza como uma oportunidade para consolidar seu status social mais elevado.

---

*   Ato de ridicularizar, zombar ou criticar a aparência física de uma pessoa.

Charles Darwin publicou seu livro *A Origem das Espécies* (título completo: *Sobre a Origem das Espécies por Meio da Seleção Natural, ou a Preservação das Raças Favorecidas na Luta pela Vida*) em 1858. A teoria da evolução, predominantemente liderada por homens brancos com ascendência do Norte europeu, considera as raças brancas mais avançadas evolutivamente e, portanto, superiores. O corpo gordo era mais visto em peles Negras, portanto, a magreza era considerada mais "evoluída" e, em última análise, mais desejada.[2] Basicamente, a gordofobia está enraizada no racismo. "Discussões sobre corpos magros/gordos das raças e gêneros circulavam em grande parte do espaço branco da elite e entre pessoas brancas, antes de meados do século XX. Eles serviram como desculpas para homens e mulheres brancos difamarem o corpo não branco. Eles também se esforçaram para fiscalizar e elogiar os comportamentos 'corretos' de outras pessoas brancas, especialmente mulheres", escreveu a doutora Sabrina Strings em seu livro *Fearing the Black Body: The Racial Origins of Fat Phobia* [sem tradução no Brasil]. "Esse é o cerne da questão. O retrato de mulheres negras gordas como 'selvagens' e 'bárbaras' na arte, filosofia e ciência, e como 'doentes' na medicina tem sido usado tanto para degradar as mulheres negras quanto para disciplinar as mulheres brancas."

Assim, a gordofobia e o desejo cultural pela magreza começaram a influenciar a medicina, visto que os médicos finalmente consideravam o corpo gordo como "não saudável", apesar da falta de evidências científicas para provar isso. No início do século XX, as empresas de planos de saúde começaram a usar o índice de Quetelet, que mais tarde foi chamado de "Índice de Massa Corporal" ou IMC, para classificar as pessoas por peso. As categorias eram "normal", "sobrepeso" e "abaixo do peso" e as seguradoras começaram a associar o excesso de peso com a diminuição da expectativa de vida com base em alguns dados iniciais que são considerados muito duvidosos.

O corpo gordo era mais visto em peles Negras, portanto, a magreza era considerada mais "evoluída" e, em última análise, mais desejada. Basicamente, a gordofobia está enraizada no racismo.

Vamos observar um breve histórico do índice Quetelet já que estamos aqui. Este foi inventado na década de 1830 por um acadêmico belga chamado Adolphe Quetelet como um método para testar se as leis da probabilidade poderiam ser aplicadas aos seres humanos no nível populacional. Esse padrão foi derivado de uma fórmula matemática simples e nunca foi planejado para uso clínico em indivíduos. Além disso, o método foi baseado em estatísticas e dados coletados de homens europeus, o que significa que não levou em consideração diferentes gêneros ou raças. Em um capítulo posterior, nos aprofundaremos nas razões pelas quais o IMC é tão impreciso (minha palavra preferida para descrevê-lo é, na verdade, "porcaria" — veremos se posso falar assim).

O ideal de beleza tornou-se significativamente mais magro do que nunca, com as mulheres sendo encorajadas de maneira impiedosa a perder peso. Com o advento das "melindrosas" da década de 1920, a imagem encorpada da Era Vitoriana chegava ao fim. As revistas começaram a publicar fotos de mulheres altas e magras e o mundo ocidental passou a cobiçar um físico mais esguio e andrógeno. As mulheres passaram a esconder suas cinturas e usar roupas que escondiam seus seios para diminuir sua aparência.

Sem surpresa, havia cada vez mais "especialistas" à disposição para aconselhar as mulheres sobre como elas poderiam forçar seus corpos a alcançar essa nova forma desejável. As calorias tornaram-se oficialmente reconhecidas como uma forma de medir o valor energético dos alimentos em 1896. A Dra. Lulu Hunt Peters é considerada uma das primeiras pessoas a contar calorias e aconselhar outras pessoas a fazerem o mesmo. Seu livro de 1918, *Diet and Health with Key to the Calories* [sem tradução no Brasil], que vendeu impressionantes 2 milhões de cópias em 55 edições, aconselhou as mulheres a manter 1.200 calorias por dia, que deveriam ser consumidas em porções de 100 calorias.

É importante lembrar que isso aconteceu na mesma época em que as mulheres conquistaram o direito de votar em muitos países, após uma luta longa e muitas vezes brutal. Tanto Christy Harrison quanto a escritora feminista Naomi Wolf acreditam que essa situação está longe de ser uma coincidência: "É difícil vencer o patriarcado com o estômago vazio, ou com a cabeça cheia de preocupações relacionadas à comida e ao corpo, e esse é exatamente o cerne da cultura da dieta", escreveu Harrison. Para Wolf: "A dieta é o sedativo político mais potente da história das mulheres; uma população louca de maneira discreta é mais fácil de controlar."

Vamos parar um momento para refletir sobre isso? Basicamente, a cultura da dieta permite que o patriarcado prospere. Acho interessante que a era das melindrosas magras e com corpos mais retos surgiu imediatamente após as mulheres obterem o direito ao voto e que a obsessão dos anos 1980 com aeróbica e dietas da moda veio depois dos avanços feitos pelas feministas da Segunda Onda nos anos 1960 e 1970. Logo, manter as mulheres ocupadas com preocupações relacionadas ao corpo é uma maneira de garantir que elas permaneçam quietas e obedientes — de diminuí-las, de maneira literal e metafórica. Isso te deixa com raiva? Porque me deixa com raiva, furiosa por ter perdido tanto tempo me preocupando com a aparência do meu corpo que de fato fiquei calada e me tornei submissa, mas também determinada. Determinada a ajudar a despertar o maior número possível de pessoas dessa opressão e reinvestir suas energias em coisas que realmente terão um efeito positivo em suas vidas.

Peço desculpas — eu me empolguei. De volta à história!

Apesar da pouca quantidade de dados em torno da teoria de que o peso está relacionado a problemas de saúde, a

Manter as mulheres ocupadas com preocupações relacionadas ao corpo é uma maneira de garantir que elas permaneçam quietas e obedientes — de diminuí-las, de maneira literal e metafórica.

indústria da dieta estava crescendo rapidamente e prometia encher os bolsos de muitos, então não foi difícil se tornar um fato incontestável. Por meio de anúncios em revistas e jornais, os produtos para perda de peso começaram a decolar desde o final da Era Vitoriana, como laxantes, sabonetes que "lavavam a gordura", roupas de compressão e, pasmem, tênias (sim, tênias — as pessoas engoliriam uma tênia ou pílulas de tênia, o verme então viveria em seu estômago e consumiria um pouco de sua comida. É demais para mim...). As pílulas dietéticas tornaram-se muito populares — muitas vezes contendo anfetamina ou um derivado (para acelerar o metabolismo) na melhor das hipóteses, iodo, arsênico e outros venenos, na pior. Em meados da década de 1930, centenas de milhares de comprimidos que continham dinitrofenol, um produto químico industrial altamente tóxico, foram vendidos, o que levou muitos consumidores a ficarem cegos ou até morrerem e, em 1938, foi categorizado como "impróprio para consumo humano". Além disso, ao longo das décadas de 1920 e 1930, as mulheres começaram a desfrutar de mais liberdades sociais, incluindo fumar em público, o que era um tabu. As empresas de cigarros utilizaram isso para comercializarem seus produtos como benéficos à saúde, dizendo que auxiliavam na digestão e ajudavam os fumantes a permanecerem magros.

A década de 1920 também foi palco para a Idade de Ouro de Hollywood, sem dúvida uma das influências mais fortes para os padrões de beleza. Os americanos visitavam o cinema local para assistir a curtas-metragens mudos estrelados por mulheres incrivelmente glamourosas e magras, como Greta Garbo e Clara Bow. Embora houvesse reações contrárias à dieta nesse período, com médicos se manifestando contra produtos dietéticos perigosos e o novo padrão de beleza voltado à magreza, a indústria da dieta continuou a crescer, com escovas, chicletes, óleos de banho e bebidas que prometiam a perda de peso. De perigosa a ridícula, eu juro que a cultura da dieta aproveita qualquer brecha para ganhar dinheiro.

A década de 1930 produziu muitas dietas ainda comercializadas hoje, como a dieta alcalina e a da toranja, também conhecida como dieta de Hollywood. A última consistia em comer somente meia toranja em cada refeição, o que se baseia na alegação de que essa fruta tem uma enzima de queima de gordura. A outra dieta popular do final da década de 1930 foi a dieta alcalina: fundada pelo Dr. William Hay, ela consistia na divisão de todos os alimentos em alcalinos, ácidos ou neutros e alegava que você não deveria combinar alimentos ácidos e alcalinos. Não há evidências científicas que sustentem isso, mas a dieta alcalina ainda existe hoje — Gwyneth Paltrow é conhecida por ser uma fã.

No início da década de 1940, houve uma ligeira queda no delírio da cultura da dieta devido à Segunda Guerra Mundial e ao racionamento de alimentos, visto que as pessoas eram incentivadas a terminar toda a comida em seu prato. Mas isso não durou muito e as revistas voltaram a compartilhar rotinas de exercícios junto com dietas. A dieta da limonada (ou *Master Cleanse*), na qual você não bebe nada além de um copo de água, uma colher de chá de suco de limão e outra de xarope de bordo com pimenta caiena de seis a doze vezes por dia, tornou-se popular e o primeiro grupo de apoio à perda de peso foi formado. Em 1948, Esther Manz criou o TOPS — *Take Off Pounds Sensiably* — para pessoas que queriam se reunir, discutir suas dificuldades com a comida e acompanhar o próprio peso.

Marilyn Monroe surgiu como a personificação da beleza da década de 1950: mais encorpada e curvilínea, ela se tornou a principal *pin-up* e, mais uma vez, o ideal mudou. Isso desencadeou uma nova demanda pelo formato de violão perfeito — cinturas finas e bustos grandes. Os anúncios de dieta começaram a ser exibidos na televisão, bem como os programas de exercícios em grupo. Foi nessa década que ocorreu também a primeira cirurgia bariátrica (cirurgia para perda de peso). Ela havia sido idealizada para casos raros e extremos, mas o médico Howard Payne viu uma maneira de ganhar dinheiro: ele inventou o termo "obesidade mórbida" na tentativa de retratar a cirurgia como salvadora de vidas (porque, você sabe, "mórbida" não soa muito bem, não é?).

Em 1959, o TOPS já tinha 30 mil membros, mas, em 1961, a dona de casa Jean Nidetch fundou o grupo de dieta mais famoso até hoje, o Vigilantes do Peso, depois de reunir um grupo de amigos em sua casa para falar sobre perda de peso. Ela estava frustrada com seu passado de efeito sanfona e estava pronta para receber estímulo de outras pessoas. Cinco anos depois de seu lançamento, o Vigilantes do Peso, com seu sistema de pontuação para cálculo de calorias, já tinha incríveis cinco milhões de membros em todo o mundo.

Após o notório físico violão de Marilyn na década de 1950, o corpo desejado começou a emagrecer, mas houve uma mudança considerável na década de 1960, quando a modelo britânica Lesley Lawson, conhecida como Twiggy, alcançou a fama. Ela, que ainda era uma adolescente em desenvolvimento na época, abalou a indústria da moda por sua figura andrógina e se tornou o rosto — e o corpo — da década de 1960. Mulheres de todo o mundo passaram a cobiçar esse visual, embora, para a grande maioria, fosse bem difícil de alcançar. Com isso, surge o desejo mais urgente de perder peso, o que resultou em novos produtos dietéticos e ainda mais rebuscados: um shake líquido chamado Metrecal, que deveria substituir as refeições, chegou ao mercado (cujo sabor era muitas vezes comparado a "vômito de bebê" — *delícia!*). Elvis Presley, conhecido por sua luta contra o peso, tentou a dieta da Bela Adormecida, que envolve tomar pílulas para dormir, o que te impede de comer por alguns dias enquanto está inconsciente (não tenho muito o que dizer sobre isso). Roupas como espartilhos e tecidos rígidos foram substituídos por dietas e exercícios e a incidência de mulheres hospitalizadas por anorexia nervosa aumentou significativamente.[3]

Em 1969, Margaret Miles-Bramwell fundou a organização Slimming World em um salão de igreja em Derbyshire, que era caracterizada por um sistema que dividia os alimentos em categorias como "permitidas", "bônus saudáveis" e "proibidas". Em conjunto, as pílulas dietéticas ainda eram muito populares e, em 1970, 8% de todas as prescrições eram de anfetaminas.

A década de 1970 viu o surgimento de grupos de aceitação de corpos gordos, que trabalharam duro para desmascarar os mitos sobre peso, saúde e eficácia da dieta. A Associação Nacional para o Avanço da Aceitação de Corpos Gordos, ou NAAFA (em inglês *The National Association to Advance Fat Acceptance*) foi fundada em 1969 e se empenhou para abordar o preconceito contra o excesso de peso e a discriminação contra pessoas gordas como uma questão de direitos civis. No início da década de 1970 surgia o Fat Underground, uma ramificação radical da NAAFA fundada por um grupo de mulheres em Los Angeles, que afirmava que a cultura norte-americana tinha medo dos corpos gordos porque temia mulheres poderosas. Além disso, esse grupo esmiuçou periódicos médicos para encontrar estatísticas e estudos que comprovassem a ampla gordofobia identificada na comunidade médica. A organização se desfez em 1983, mas foi responsável por pavimentar o caminho para o ativismo de libertação do corpo gordo que se seguiu.

Apesar de seus esforços, o corpo magro permaneceu como padrão e a cultura da dieta ainda predominava, com cada

O corpo magro permaneceu como padrão e a cultura da dieta ainda predominava, com cada vez mais dietas, produtos dietéticos e grupos disponíveis...

... juntamente com informações nutricionais extremamente imprecisas para sustentar os diversos regimes alimentares.

vez mais dietas, produtos dietéticos e grupos disponíveis, juntamente com informações nutricionais extremamente imprecisas para sustentar os diversos regimes alimentares.

Em 1972, o cardiologista Robert Atkins publicou *Dr. Atkins' Diet Revolution* [sem tradução no Brasil], um livro que desenvolve um convincente argumento contra a ingestão de carboidratos. Foi revolucionário no sentido de que você não precisava contar calorias ou limitar o quanto estava comendo, desde que estivesse comendo os alimentos "certos": aves, carne, manteiga, queijo, gorduras e óleos. Nozes e verduras deveriam ser introduzidas em fases posteriores. O regime causou alvoroço e, no auge de sua popularidade, um em cada onze estadunidenses usava a dieta Atkins.

No entanto, o jogo virou na década de 1980, com os adeptos a dietas retornando a uma abordagem *low-carb* para perda de peso e os produtos dietéticos atingindo seu pico, com prateleiras de supermercados repletas de opções de "baixa caloria" ou "baixo teor de gordura" (esta foi substituída por amidos e açúcar e os alimentos eram substancialmente menos substanciosos). Um importante momento da dieta aconteceu nessa década quando Oprah Winfrey arrastou um carrinho com 67kg de gordura pelo palco em seu programa de TV para representar o peso que havia perdido com uma dieta líquida. (Ela recuperou o peso quando começou a comer de novo.)

Jane Fonda ajudou a mudar o foco do corpo magro para o forte, pois seus exercícios aeróbicos se tornaram uma febre mundial. Supermodelos como Cindy Crawford, Christine Brinkley e Elle MacPherson personificaram o padrão "perfeito" dessa época com seus corpos altos, tonificados e atléticos. Pernas longas e magras e ombros largos tornaram-se altamente cobiçados e as ombreiras eram o acessório indispensável da década.

As supermodelos invadiram o início da década de 1990, com Linda Evangelista, Naomi Campbell e Christy Turlington representando o corpo *du jour* — alto e magro, mas ainda atlético e curvilíneo. Apesar de não atender ao critério de altura mínima para a passarela, a modelo Kate Moss, magra e esbelta aos 17 anos de idade, atingiu a fama em meados da década de 1990 durante a (francamente horripilante) era "*heroin chic*" — um estilo caracterizado pela pele pálida, olheiras escuras, feições emaciadas, androginia e cabelos despenteados. Enquanto isso, o regime alimentar *low-carb* estava de volta — a dieta Atkins da década de 1970 ressurgiu e alcançou novos níveis de popularidade com o lançamento do livro *A Nova Dieta Revolucionária do Dr. Atkins* em 1992. Os produtos *low-carb* da dieta Atkins podiam ser encontrados na maioria dos supermercados, juntamente com uma série de outras opções de dieta, por exemplo, lanches populares com as calorias contadas como salgadinhos e biscoitos.

Você notou o padrão da cultura da dieta de demonizar diferentes grupos de alimentos?!

A gordura é ruim; depois os carboidratos são o diabo; na verdade, o açúcar é o verdadeiro vilão — e começamos tudo de novo...

Em 1994, a Associação Psiquiátrica Americana reconheceu como doença a anorexia e a bulimia e acrescentou "distúrbios alimentares, não especificados" à sua lista de transtornos mentais, mas a compulsão alimentar só foi adicionada em 2013. Pamela Anderson apareceu pela primeira vez em SOS Malibu em seu icônico maiô vermelho em 1991 e a imagem de garota perfeita com grandes seios redondos tornou-se o ideal para muitas. No início da década de 2000, só se falava sobre seios, então as próteses de silicone se tornaram cada vez mais populares, levando a modelo Katie Price a passar por uma série de operações até chegar ao tamanho GG. (Pamela Anderson já afirmou que se arrepende de sua prótese de mama.)

A década de 2000 fez dietas como a South Beach, paleolítica, Medifast e Dukan — basicamente, uma versão menos extrema da Atkins — se tornarem populares. Eu tentei todas, é claro e (cuidado: spoiler!) nenhuma funcionou. Bem, eu perdi muito peso com a Atkins, mas passei a apresentar um tom acinzentado em minha pele que fez as pessoas ao meu redor começarem a me perguntar se eu estava bem. Na verdade, eu não estava — comia fatias de queijo, creme de leite, e muita carne, e simplesmente não conseguia sustentar esse estilo de vida por mais de algumas semanas. Assim que voltei a comer carboidratos — e fiz isso de modo vingativo por estar desesperada — não só recuperei o peso como ganhei muito mais.

Enquanto isso, as pílulas para emagrecer ainda eram vendidas, mas, felizmente, seus ingredientes não eram tão tóxicos ou perigosos quanto nas décadas anteriores: agora continham estimulantes naturais como chá verde e açaí. Em 2009, o FDA aprovou o Alli como eficaz para a perda de peso — um medicamento que contém o ingrediente ativo orlistate, que interfere na maneira como você digere as gorduras: além de não funcionar, isso causou problemas de digestão para muitos (a perda de controle para evacuar era uma reclamação muito comum). Os dispositivos saudáveis também se tornaram populares, com acessórios eletrônicos que calculavam calorias, carboidratos e ingestão de proteínas, bem como padrões de sono e queima de calorias.

A mídia passou por uma reviravolta sombria no final da década de 1990 até os anos 2000 e abriu a temporada de caça às mulheres aos olhos do público. Celebridades como Britney Spears, Paris Hilton, Nicole Richie e as Spice Girls eram atacadas com regularidade pela imprensa: os paparazzi praticavam o *upskirt* (que se refere ao ato de tirar uma foto por baixo do vestido/saia de uma pessoa sem sua permissão — isso só se tornou ilegal no Reino Unido após uma campanha incansável da ativista britânica Gina Martin no início de 2019) enquanto elas entravam nos carros e tais fotos eram publicadas. Essas jovens eram fotografadas com frequência para tentar capturar ângulos "ruins" e seus corpos eram fiscalizados todos os dias.

Victoria Beckham foi pesada por Chris Evans no programa de televisão britânico *TFI Friday* apenas 12 semanas após o parto. "Seu peso voltou ao normal? Posso verificar?", perguntou ele enquanto pegava uma balança. "Ah, não, você fez isso com a Geri, não fez?", protestou Victoria, visivelmente nervosa, referindo-se à colega de banda que sofria publicamente de bulimia. "Ah, vamos!", encorajou ele, antes de pesá-la e da câmera revelar que ela pesava 50kg. Até hoje é uma das exibições mais horríveis de imagem corporal que já vi na TV. "50kg não é nada mal", disse ele.

Nicole Richie, por outro lado, foi alvo de intenso constrangimento da mídia por ser a amiga "gorda" de Paris Hilton no programa de TV norte-americano *The Simple Life* (ela não era nenhum pouco gorda). Nicole começou a perder uma quantidade significativa de peso e foi rotulada como anoréxica: "O peso de Nicole Richie despenca em fotos HORRIPILANTES exibindo pele e ossos", dizia uma manchete

A vigilância sobre os corpos dessas mulheres, sem dúvida, teve um efeito extremamente negativo nelas mesmas, bem como em nós, pessoas que consomem de modo constante esse *body shaming* explícito.

particularmente cruel. É importante ressaltar que Nicole sempre negou os rumores de um distúrbio alimentar.

A vigilância sobre os corpos dessas mulheres, sem dúvida, teve um efeito extremamente negativo nelas mesmas, bem como em nós, pessoas que consomem de modo constante esse *body shaming* explícito. Com as inseguranças sobre os nossos corpos em alta, as dietas de sucos se tornaram populares nos anos 2010, com seguidores substituindo todos os alimentos por sucos naturais, além de mais opções tecnológicas para tentar perder peso, como kits de DNA comprados online que planejavam uma dieta personalizada. A dieta do tipo sanguíneo, popular entre estrelas de Hollywood como Demi Moore e Courtney Cox, e a dieta do metabolismo rápido foram outras modinhas que se tornaram habituais durante esta década.

Apesar da indústria da dieta não mostrar sinais de redução — pense nos chás laxantes comercializados como "*Flat Tummy Tea*", injeções para perda de peso "SkinnyJab" e balões gástricos que podem ser engolidos para se expandirem no estômago — muitas pessoas começaram a ficar desiludidas com dietas em meados da década de 2010, graças à ascensão do movimento de positividade corporal e do movimento de cultura antidieta. Além disso, alguns começaram a dizer em voz alta o que, de alguma forma, sempre soubemos: essas dietas não funcionam. Não de forma significativa. Com uma indústria multibilionária em jogo, a cultura da dieta foi renomeada para prosseguir, girando em torno do uso de terminologias como "bem-estar" e "estilo de vida" em vez de "peso" e "dieta". Em 2018, os Vigilantes do Peso (em inglês, *Weight Watchers*) mudaram sua famosa marca para WW, com o novo slogan: "*Wellness That Works*" ["*Bem-estar que funciona*", em tradução livre].

O aplicativo de perda de peso Noom foi lançado em 2016, divulgando-se como uma "mudança de estilo de vida" que implementa uma transformação comportamental duradoura, com o slogan "Pare de fazer dieta. Obtenha resultados ao longo da vida". É rotulado de maneira inteligente como uma perda de peso "desenvolvido por psicólogos" que usa uma abordagem com base na psicologia para mudar os hábitos alimentares "para melhor". Ele enganou muitos — falei com inúmeras mulheres no Instagram que acreditavam que isso poderia *finalmente* ser a solução para seus desejos de perda de peso, antes de perceber que é apenas mais uma dieta fantasiada com roupas chiques. É, de forma simples, um rastreador de calorias, que utiliza um sistema de semáforo para "classificar" os alimentos de acordo com as calorias que eles contêm, só que está avaliado em 3,7 bilhões de dólares — o que me surpreende. No entanto, não deveria: a indústria da dieta sabe que tem um consumidor cativo e é habilidosa em se adaptar para continuar enganando tantas pessoas a perder seu precioso tempo, energia e dinheiro com uma promessa que nunca poderá cumprir.

Ainda vivemos em uma cultura obcecada pela magreza e isso alimenta a indústria da dieta. Costumo falar sobre como eliminar a cultura da dieta de nossas vidas, mas acho que a verdade é que não é totalmente possível ao viver como vivemos em um mundo no qual isso é tão difundido. A cultura da dieta está em toda parte, em todos os lugares: de colegas ou amigos discutindo suas últimas tentativas de perder peso a elogios sobre ter emagrecido e propaganda constante de produtos/ programas de dieta/equipamento de exercícios que nos dizem que não somos bons o suficiente se não estivermos tentando ser mais magros.

A cultura da dieta é praticamente um ruído branco para mim agora e não costumo prestar muita atenção, mas recentemente fiz questão de passar um dia sendo a mais observadora possível e anotando tudo — aqui está a minha lista:

- Acordei, abri o Instagram e vi um antes e depois da Adele, após perder peso, com a legenda: "Tão inspiradora!!!"

- Fui a uma aula de ginástica, vi um letreiro que dizia: "Transforme o seu corpo para o verão em oito semanas: inscreva-se agora!"

- Almocei em uma loja da cidade e vi as opções de "baixas calorias" na sessão "escolhas mais saudáveis".

- Mandei uma mensagem para uma amiga que disse que estava "sendo disciplinada" porque tinha um casamento chegando e queria entrar em um vestido — por isso, sem carboidratos para ela por enquanto.

- Assisti a um vídeo no YouTube e apareceu um anúncio do Noom.

- Comi um lanche que dizia: "apenas 98 calorias" na frente e no meio da embalagem.

- Rolei o TikTok antes de dormir, vi um anúncio de jejum intermitente e um de leggings de academia para se livrar da celulite.

Você entendeu aonde quero chegar! Está em *toda parte*. E não é de admirar que seja tão difundido — como descobrimos, a cultura da dieta está conosco há muito tempo. Está arraigada na história e no manto da nossa sociedade, então não é nossa culpa que também estejamos arraigados nela. Se você se sente mal com seu corpo ou se é um obcecado por dieta como eu, isso não é culpa sua — mas está na hora de nos rebelarmos.

Podemos não ser capazes de nos livrar da cultura da dieta por completo, mas podemos construir uma armadura pessoal contra ela para que, quando a encontrarmos, possamos deixá-la ricochetear em vez de internalizá-la, informando-a quanto às nossas convicções sobre nós mesmos e nossos próprios corpos. Não podemos deixar que isso tire mais ainda do nosso poder. O primeiro passo para construir essa armadura é entendê-la e como ela surgiu, então, parabéns — primeiro passo dado! Você tem a primeira peça do quebra-cabeça. Agora que você sabe exatamente o que é a cultura da dieta e de onde veio, é hora de aprender a verdade sobre dietas...

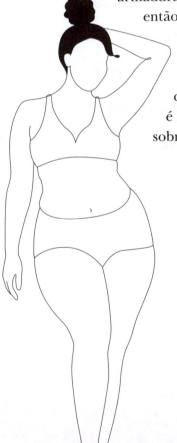

CAPÍTULO 2

> "Insanidade é continuar fazendo sempre a mesma coisa e esperar resultados diferentes."

ALBERT EINSTEIN

A verdade nua e crua: dietas não funcionam

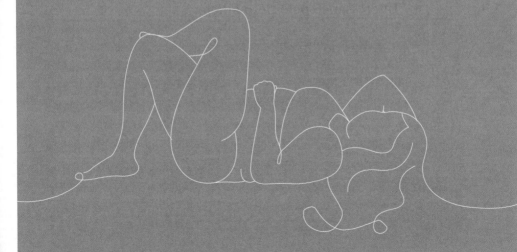

O OBCECADO POR DIETAS

Uma pessoa obcecada em fazer dietas é aquela que constantemente limita o seu consumo de alimentos para controlar o peso. Se você mesmo não for obcecado em fazer dietas, tem grandes chances de conhecer alguém que seja. Estes são alguns dos sinais que podem indicar esse fanatismo:

- Alimentar-se "bem" toda segunda-feira.

- Saber o seu peso exato.

- Controlar tudo o que come.

- Ser seduzido pela nova dieta da moda.

- Separar o que você come em "bom" e "ruim".

- Comer de forma "saudável" na semana e comer compulsivamente nos fins de semana.

- Descobrir qual dieta os outros estão fazendo.

- Interessar-se pelo peso alheio.

- Ter dias do "lixo".

Quantas vezes você fez dieta na tentativa de perder peso?

Eu gostaria que você parasse um minuto para pensar. Pensou? Agora, pense em quantas dessas tentativas resultaram em uma perda de peso duradoura...

Vou arriscar e dizer que a resposta é "nenhuma", dada a suposta eficácia da dieta: a estatística mais mencionada é que 95% das pessoas que fizeram dieta recuperaram o peso perdido.

No entanto, é importante dizer que essa estatística tem sido muitas vezes contestada por pessoas do meio da cultura da dieta e não sem razão. Originalmente, o dado surgiu de um estudo de 1959 feito pelo Dr. Albert Stunkard e Mavis McLaren-Hume em uma clínica de "obesidade". Somente cem pessoas foram analisadas e todas tinham corpos gordos e estavam em uma luta constante contra o peso e a alimentação. Nas palavras de Stunkard, os indivíduos "receberam apenas uma dieta como prescrição e foram liberados" sem qualquer supervisão. Dos 100 participantes, 95 terminaram com o mesmo peso inicial ou superior, por isso a conclusão de 95%.

Então é bastante justo perguntar por que esse número ainda está sendo citado como um fato tantos anos após a realização desse estudo. Porém, outros experimentos mais recentes foram feitos para atestar a eficácia das dietas. Traci Mann, professora de psicologia da Universidade de Minnesota, e uma equipe de pesquisadores fizeram uma revisão meticulosa de todos os estudos posteriores que acompanharam pessoas em programas de perda de peso entre dois e cinco anos. Os resultados? Embora esses tenham perdido peso entre os primeiros nove a doze meses, a maioria recuperou tudo — e alguns até mais — após dois a cinco anos. A conclusão foi que entre um e dois terços das pessoas que fazem dieta ganharão mais peso do que perderam originalmente.[4]

"Você supõe que a perda de peso ocorre entre os primeiros seis a doze meses, e, depois disso, vem o ganho de peso", disse Mann. Em seu livro, *Secrets from the Eating Lab* [sem tradução no Brasil], ela escreve: "Qualquer um que diga: 'Com esta dieta, perderei peso e não ganharei mais' está mentindo. Tal dieta não existe. Não é assim que funciona."

Ainda duvida? Vejamos então este estudo de Pietiläinen *et al.* realizado em 2011[5], que observou 4.129 gêmeos nascidos na Finlândia entre 1975 e 1979. Seus pesos e alturas foram registrados aos 16, 17, 18 e 25 anos, juntamente a quantidade de vezes em que houve a perda de peso intencional de mais de 5kg aos 25 anos. Os resultados sugeriram que quanto mais um indivíduo perdesse peso de forma intencional, mais suscetível ao ganho ele seria. Em média, tanto os gêmeos idênticos quanto os não idênticos que fizeram dieta ganharam mais peso do que os irmãos que não fizeram. Em resumo, os pesquisadores concluíram que fazer dieta a torna propensa a ganhar peso no futuro. Leia isso novamente.

Na verdade, fazer dieta não ajuda em nada na perda de peso.

Consideremos também algumas evidências mais frívolas: se as dietas funcionassem, as pessoas só precisariam fazer uma na vida. Seria um sucesso e elas não precisariam começar outra de novo, certo? A indústria da dieta certamente não valeria 192,2 bilhões de dólares e você provavelmente não estaria lendo este livro agora.

Imagine se qualquer outro produto tivesse uma taxa de falha tão alta: as pessoas não sonhariam em desperdiçar dinheiro, tempo e energia investindo nele. E se não só não desse resultado, como na verdade fizesse exatamente o oposto? Por exemplo, imagine um detergente que deixou seus pratos ainda mais sujos do que antes ou um ferro que deixou sua camisa mais amarrotada — é uma ideia ridícula, não é?! E, no entanto, é isso que aceitamos com os produtos que são vendidos pela indústria das dietas.

Então vamos considerar as razões pelas quais as dietas não funcionam. Quando embarquei em uma dieta atrás da outra, nunca houve falta de motivação e entusiasmo: na verdade, eu queria perder peso *mais do que tudo*. Eu estava muito determinada, então por que não consegui? Por que não consegui avançar e obter os resultados que tanto desejava? Por que me senti tão fraca e sem força de vontade?

Eu não estava assim. Agora sei que nunca foi minha culpa. E nunca foi sua.

"A indústria nos vendeu uma mentira", afirma a nutricionista Lauren Cadillac (@feelgooddietitian no Instagram). "Ela nos diz que, se nos empenharmos, se tivermos 'força de vontade' e 'motivação' suficientes, todos poderemos ser magros. Mas há vários problemas com isso: primeiro, nosso peso é em grande parte determinado por nossa genética. Assim como a cor dos olhos, a altura e o tamanho do sapato, temos uma faixa de peso predeterminada pela genética — algumas

Fazer dieta a torna propensa a ganhar peso no futuro.

Leia isso novamente.

pessoas são predeterminadas a ter corpos menores, enquanto outras terão corpos maiores. O ponto de ajuste do nosso peso é aquele que você mantém quando está comendo de maneira intuitiva, honrando seus sinais de fome e saciedade e praticando atividades prazerosas."

Portanto, em primeiro lugar, diminuir nossos corpos é difícil graças aos nossos genes. Mas há outros fatores em jogo e Cadillac sugere observar o estudo Minnesota Starvation Experiment para descobrir mais. Essa pesquisa histórica foi realizada pelo fisiologista Ancel Keys em 1944 e projetada para determinar os efeitos fisiológicos e psicológicos da restrição alimentar severa e prolongada. Na época, o mundo ainda estava dominado pela Segunda Guerra Mundial e a fome e a inanição eram generalizadas, mas havia pouca pesquisa sobre seus efeitos na mente e no corpo.

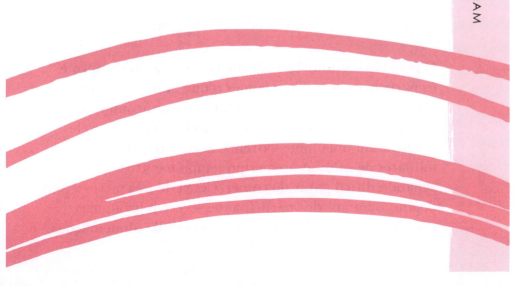

O experimento escolheu 36 jovens do sexo masculino que estavam com a saúde física e mental em boas condições para, nos primeiros três meses, consumirem 3.200 calorias por dia, valor necessário para manter o peso. Nos seis meses seguintes, eles tiveram sua ingestão de calorias reduzida quase pela metade, para 1.570 por dia, a fim de perder 25% de seu peso, junto a atividades físicas como caminhar 35km por semana e cumprir obrigações no laboratório.

A saúde mental do grupo sofreu no período de inanição, com relatos de mudanças de humor e personalidade, incluindo depressão, irritabilidade e apatia, e os participantes desenvolveram uma obsessão por comida — eles lutavam contra desejos compulsivos, colecionavam ideias culinárias ("ficaram acordados até as 5h da madrugada passada estudando livros de receitas", comentou um participante, de acordo com a publicação que descreveu as descobertas iniciais *Men and Hunger: A Psychological Manual for Relief Workers* [sem tradução no Brasil]) e conversavam sempre sobre comida. Além disso, o período de fome também afetou a saúde física: o metabolismo caiu 40%. "Como você pode ver, os efeitos da restrição imitam os efeitos da dieta", declara Cadillac, "com aumento dos pensamentos sobre comida, desejos, compulsão alimentar e mudanças de humor."[6, 7]

O período seguinte introduziu a alimentação de novo e os participantes podiam comer o que quisessem. Tenho certeza de que você pode adivinhar o que aconteceu em seguida: a preocupação com a comida continuou e eles vivenciaram uma fome extrema, alguns consumindo milhares de calorias ao mesmo tempo e outros achando difícil parar de comer. Cerca de três meses depois, o humor dos participantes se estabilizou, mas permaneceram efeitos duradouros em suas alimentações, com compulsão contínua relatada entre vários dos jovens. "As dietas não apenas não funcionam, mas causam danos físicos e psicológicos", comentou Cadillac. "O *Minnesota Starvation Experiment* é prova disso."

Cadillac explica os resultados desse estudo do ponto de vista biológico: "Se olharmos brevemente para a história, ao longo de nossa existência como espécie, nós já vivenciamos a fome e a escassez de alimentos. Nossos corpos aprenderam a se adaptar e nos proteger. Se a comida é escassa, o indivíduo com mais reservas de energia (gordura) tem muito mais chances de sobreviver do que o que tem menos, certo? Aprender a produzir e armazenar gordura em tempos de fome é uma questão de sobrevivência humana. O que nosso corpo não entende é que, para a maioria das pessoas, há um mercado em cada esquina (certamente a insegurança alimentar ainda existe e deve-se destacar o privilégio de quem consegue praticar a alimentação intuitiva sem essa barreira). Ele não entende que, quando restringimos nossa ingestão de calorias, não está ocorrendo uma escassez *de fato*, mas sim uma *autoimposta*."

"Como vimos no *Minnesota Starvation Experiment*, fazer dieta leva a um aumento dos pensamentos sobre comida. Você já fez dieta e se pegou sonhando acordado com o que vai comer no seu próximo 'dia do lixo'? Ou talvez você esteja assistindo *food porn* ou apenas pensando em comida de maneira constante: isso não é coincidência. Essa é a maneira do seu corpo de tentar chamar sua atenção e fazer você procurar comida."

Uau. Isso desbloqueou muitas memórias: no início da minha restrição, eu era totalmente obcecada por comida. Lembro-me de passar por restaurantes no Soho e parar para sentir os cheiros deliciosos das comidas e ver o que as pessoas pediram. À medida que minha restrição persistia, passei a ter com medo dessa relação com a comida — temia que me levasse a perder o controle e a comer de modo compulsivo, então evitei passar na frente de restaurantes ou assistir a anúncios na televisão, caso mostrassem alimentos, e deixei de seguir qualquer um que postasse fotos de comida no Instagram.

Mas por quê? Por que nosso corpo fica obcecado por comida quando não tem o suficiente? A fim de explorar mais a questão física, vamos nos referir à ideia do ponto de ajuste do peso. "O corpo se esforça muito para manter coisas como temperatura, equilíbrio de fluidos, pH e açúcar no sangue dentro de uma faixa específica", afirma Cadillac, "e ele também se esforça muito para regular a quantidade de gordura corporal que temos — uma região do nosso cérebro, conhecida como hipotálamo, é uma grande responsável pela manutenção do peso dentro do ponto de ajuste. Se o seu corpo começar a ter menos do que esse valor, o hipotálamo sinalizará ao corpo para desacelerar o metabolismo e, ao mesmo tempo, aumentar o apetite."

O aumento do apetite acontece devido a vários transmissores hormonais e químicos e esse fenômeno ocorre principalmente durante períodos de jejum ou restrição — é o cérebro dizendo ao corpo que os recursos estão acabando e precisamos comer. Um exemplo disso são os neuropeptídeos, que estimulam nossa vontade de comer, principalmente carboidratos. Então, quando você *de fato* come, é provável que coma além da saciedade — mas NÃO por causa do autocontrole e sim por conta da biologia. E aí temos o resultado. A cultura da dieta glorifica a força de vontade, mas nossos instintos biológicos sempre a superam — e isso é uma coisa *boa*.

Agir com força de vontade na verdade significa ignorar e rejeitar as necessidades e desejos genuínos do seu corpo, mas não devemos nos desconectar emocionalmente dele.

Então é isso que acontece quando você sai da dieta: você sente que falhou, se chateia e se repreende por falta de força de vontade. Mas, na verdade, o que *de fato* acontece é: seu corpo diz: "Obrigado! Eu odiava o que você estava fazendo comigo e estava tentando te avisar de todas as maneiras. Prometo que sei mais do que você."

Você prestou atenção e honrou seu corpo ao quebrar as regras.

Imagine como seria estar livre de regras alimentares e conectada por completo ao seu corpo? Lembro-me claramente do período em que parei de fazer dieta. Acordei e senti pura alegria e alívio com a ideia de que poderia tomar café da manhã — parece algo tão simples e pequeno, mas depois da minha regra vitalícia de não comer antes das 13h a fim de "economizar" calorias para mais tarde, isso foi muito prazeroso. Tomar o café da manhã (junto ao aumento no consumo de calorias) foi libertador — e os benefícios foram imediatos: eu tinha energia, estava muito menos mal-humorada e me sentia muito, muito mais feliz.

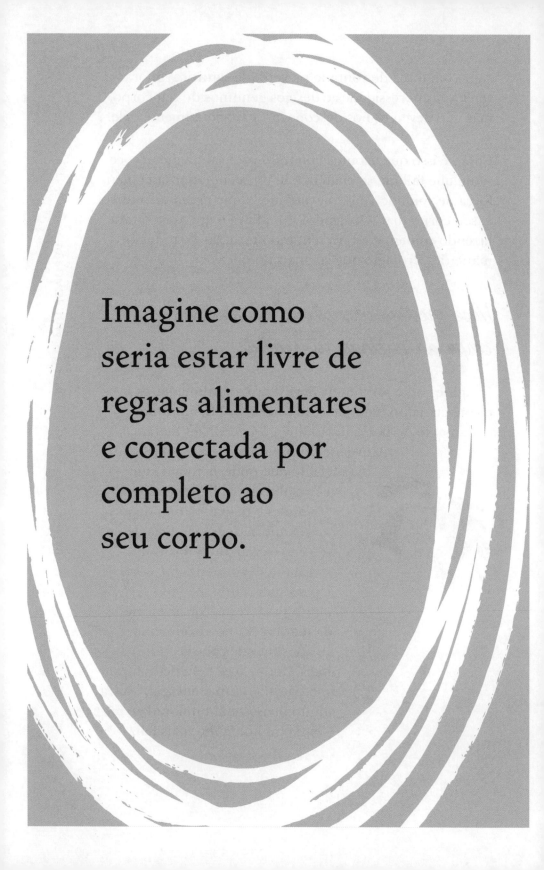

Imagine como seria estar livre de regras alimentares e conectada por completo ao seu corpo.

Meu corpo dizia: "Isso! Finalmente! Levou apenas 30 anos..."

30 anos! Nossa! Tanto tempo em guerra com meus instintos biológicos — com a séria consequência de desenvolver um transtorno alimentar, que, infelizmente, *não* é algo raro ao fazer dieta. De acordo com a National Eating Disorder Association (NEDA), aqueles que se envolvem em dietas leves são cinco vezes mais propensos a desenvolver um transtorno alimentar, enquanto os que se envolvem em dietas extremas são dezoito vezes mais propensos. Um exemplo de como a cultura da dieta pode ser fatal, a anorexia nervosa tem maior taxa de mortalidade do que qualquer transtorno psiquiátrico.

É claro, há vários fatores que contribuem para os transtornos alimentares — a maioria das pessoas que apenas experimenta uma dieta não os desenvolve. Embora os cientistas não possam dizer com certeza o que exatamente causa um transtorno alimentar ou prever quem pode desenvolver um, grande parte dos especialistas concorda que são doenças complicadas que surgem não apenas de uma causa, mas de uma combinação complexa de fatores biológicos, psicológicos e ambientais. Portanto, não estou dizendo que todos eles são causados pela dieta, mas se alguém já está predisposto a desenvolver um, a dieta só permitirá que se desenvolva e fornecerá os meios para que prospere.

Acredito que foi o que aconteceu comigo — tenho muitos dos traços de personalidade que os cientistas identificaram como comuns em indivíduos com transtornos alimentares, como perfeccionismo, pensamento de tudo ou nada, desejo de ordem e simetria, dúvida e preocupação (e sim, eu sei o que você está pensando — eu sou de fato a alma da festa). Portanto, a predisposição estava lá, mas a cultura da dieta selou o acordo.

Cresci em um ambiente em que a cultura da dieta estava muito presente, como é o caso da maioria de nós, em que a magreza era admirada, adorada e celebrada. Aprendi isso desde jovem e transformei em uma missão que precisava ser conquistada. O resultado são vários distúrbios alimentares e uma relação bastante insalubre com a comida e a imagem corporal.

Espero que esta não tenha sido a sua experiência também, mas, se foi, sinto muito. A verdade é que fazer dieta não é apenas prejudicial para o seu bem-estar físico e psicológico, mas também para os que estão ao seu redor. Eu não fui ensinada que a magreza era um desejo necessário somente pelas revistas e pela televisão — a mensagem também veio daqueles ao meu redor, pois é claro que eles também foram impactados de forma negativa por essa cultura. Ela tem um efeito cascata e seu impacto se estende por toda parte. Por esse motivo, é fundamental eliminá-la não apenas de *nossas* vidas, mas das gerações mais jovens — muitos de nós crescemos com uma cultura de dieta explícita que continua a nos atormentar. Se eu tiver filhos, prometo evitar me referir a qualquer corpo — incluindo o meu — de forma negativa, ensiná-los sobre a cultura da dieta para que eles a entendam e fornecer ferramentas para que identifiquem e derrubem eles mesmos esses ideais, para que possam abordar a comida e a alimentação com a mente tranquila.

Mas, mesmo para mim, alguém que agora está informada de maneira significativa sobre a cultura da dieta, será necessário esforço, porque ela prejudicou o relacionamento com nossos corpos e alimentos a um ponto em que as coisas prejudiciais são totalmente inquestionáveis e incontestadas na sociedade todos os dias. Deixe-me aprofundar em um exemplo rápido: é bastante comum descrever os alimentos como "bons" ou "ruins", por exemplo. Você sabe, comida "boa" como vegetais (a menos que sejam batatas, é claro) e comida "ruim" como chocolate, macarrão e pão branco.

Todos nós já ouvimos: "Não, obrigado, estou sendo saudável hoje", enquanto recusava um pedaço de bolo. "Estou enfiando o pé na jaca", enquanto comia um brigadeiro.

Mas atribuir um valor moral à comida e à alimentação desenvolve um sentimento de vergonha em torno de ambos, o que impulsiona a alimentação desordenada e os distúrbios alimentares. Além disso, também é elitista — alimentos "ruins" muitas vezes são mais baratos que alimentos "bons", e usar essa terminologia marginaliza ainda mais as pessoas que têm alimentação limitada por desigualdades, como renda e educação.

E a questão é: a comida não é boa ou ruim. Comida é comida. Mimar-se com um pedaço de bolo não significa que você tenha uma moral questionável e comer cenouras e homus em vez de um saco de batatas fritas como petisco não o torna um ser humano mais decente. Sim, alguns alimentos são mais densos em nutrientes do que outros e alguns devem ser consumidos com menos frequência por várias razões. Mas o pensamento preto e branco sobre a comida, seja como virtude ou como vício, é um truque da cultura da dieta que acaba tendo o efeito oposto ao pretendido: evitar um alimento ou grupo alimentar específico só o levará a desejá-lo ainda mais no final.

A cultura da dieta, será necessário esforço, porque ela prejudicou o relacionamento com nossos corpos e alimentos a um ponto em que as coisas prejudiciais são totalmente inquestionáveis e incontestadas na sociedade todos os dias.

Uma frase que ouvi quando estava começando a me recuperar do meu transtorno de compulsão alimentar me marcou para sempre: "Quando você se priva, ele prospera." Essa frase simples de cinco palavras desbloqueou algo que eu nunca consegui entender: eu queria tanto ficar longe de coisas como bolos, biscoitos e salgadinhos — por que eu sempre acabava devorando tudo? Porque eram meus alimentos "proibidos" e estar tão ciente do fato de que eles estavam fora dos limites me fez desejá-los até que eu não pudesse mais resistir. Você já entendeu todos os sinais: dietas não funcionam. Isso não apenas foi comprovado pela ciência — e demonstrado por nossa própria experiência — mas também sabemos com certeza que eles nos causam danos psicológicos e fisiológicos, geram o sentimento da vergonha e prejudicam aqueles que nos rodeiam e as gerações futuras.

Olhando apenas para esses fatos simples, parece impensável que a cultura da dieta permaneça tão difundida, não é?

E se essa fosse a história toda, talvez pudéssemos facilmente nos livrar de toda a confusão, abandonando sucos detox e as dietas de toranja. Mas é claro que há todo um outro fator em jogo que ajuda a mantê-la viva...

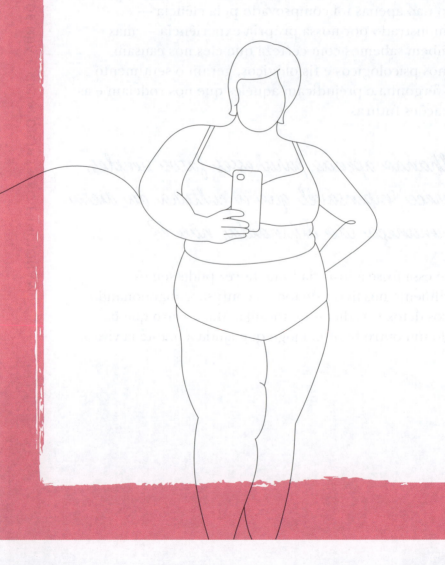

CAPÍTULO 3

A mídia é a grande culpada

CAPÍTULO 3 | 70 | SEU CORPO NÃO DEFINE QUEM VOCÊ É

Se eu te pedir para imaginar uma mulher "linda", como ela seria?

Durante a minha infância, o padrão de beleza ideal que eu via em todos os lugares — na televisão, nos anúncios, nas revistas — era alguém jovem, alta, magra, branca ou de pele clara, com curvas "nos lugares certos" (peitos e bunda), mas pouca gordura na barriga ou nos braços, com pernas longas e magras, cabelos longos impecáveis e maquiagem perfeita. Embora as coisas tenham melhorado em termos de representatividade, acho que a maioria de nós concorda que essa ideia ainda é muito prevalente na mídia em geral.

Mas... por quê? Como esse padrão passou a ser visto como "Beleza Normal"?

Grande parte da culpa é da mídia em geral, que perpetua um padrão de beleza específico de uma maneira assustadora, mostrando apenas um tipo e mantendo-o como o ideal. Pense em uma revista comum: a capa apresenta uma modelo ou uma celebridade glamourosa e magra — ambas com fotos bastante retocadas e editadas — e, no recheio, você encontrará uma infinidade de mulheres bonitas junto com artigos destacando a importância da aparência física, incluindo discussão sobre peso, que muitas vezes também é apresentada na primeira página. Uma edição particularmente preocupante foi da revista *Shape* em 2013: Britney Spears estava na primeira página, cercada pelas seguintes manchetes: "Perca 5kg RÁPIDO!", "Afine a sua barriga", "Britney — 31 anos, tonificada e maravilhosa" e "Um corpo feito para o sexo! Consiga agora!". De 2012 a 2016, apenas 9,4% das capas da revista *Vanity Fair* traziam temas não brancos. A revista *Harper's Bazaar* teve a maestria de passar 17 meses sem incluir alguém não branco na capa, de setembro de 2013 a fevereiro de 2015.[8] E mesmo quando pessoas não brancas aparecem na capa de revistas de moda, elas tendem a ser magras, jovens e não deficientes.

Sem mencionar a análise minuciosa dos corpos das mulheres: até 2021, as revistas publicaram artigos intitulados "Os melhores e piores corpos do verão — os bons, os maus e os feios!". O subtítulo? "Do luxo ao lixo, as celebridades relaxaram com o corpo!" Os "bons" estão acompanhados por adjetivos como "tonificado", "impressionante", "no ponto" e "lindo", enquanto os "ruins" são descritos como: "baleia", "desejo de arrancar os olhos", "pelancudo", "flácido" e "enrugado" (de acordo com a revista norte-americana *National Enquirer*, 2 de agosto de 2021).

Essa forma de agressão é frequente na imprensa há décadas, com a maior parte passando despercebida… e por mim também. Lembro-me bem, quando estava na pior quanto à minha imagem corporal, de pegar revistas e folhear direto para essas seções, desesperada para saber se meu corpo não parecia com os taxados como "ruins". A ideia de que a revista me ridicularizaria e rebaixaria de maneira semelhante parecia insuportável. Se eu visse um corpo "ruim" que se parecesse com o meu, eu me castigava com fome e restrições além das habituais. E eu não fui a única a ser afetada pelas revistas e jornais impressos: um estudo de 2007, que acompanhou 2.500 meninas na escola secundária, descobriu que aquelas que liam muitas revistas eram duas vezes mais propensas a desenvolver distúrbios alimentares.[9]

Então você assiste à televisão e aos filmes, ambos apresentando quase de modo exclusivo pessoas "bonitas" com corpos magros — atrizes gordas e bem-sucedidas são muito raras —, mas vamos falar disso já, já. Propagandas? O mesmo: cada vez mais pessoas bonitas de modo padrão. Qualquer coisa que se afaste um pouco disso corre o

Apenas cerca de 5% das mulheres têm o formato de corpo muitas vezes retratado pela mídia.

Como isso afeta as outras 95%?

risco de causar choque no consumidor, já que estamos tão condicionados a ver somente um tipo de beleza.

Por gerações, a mídia tem sido um elemento importante na colaboração do desenvolvimento de imagem corporal negativa, embora não seja o único. Imagem corporal é um termo usado para descrever como vemos, pensamos e nos sentimos sobre nossos corpos, e é formado por uma combinação de fatores socioculturais, incluindo nossas experiências no mundo (por exemplo, interações com outras pessoas), crenças (constituídas conforme a cultura em que vivemos) e a mídia a qual estamos expostos. Mas os meios de comunicação representam, de longe, a influência mais poderosa e persuasiva[10] e isso é explicado em parte pelo fato de que ela facilita o estabelecimento de padrões que embasam essas experiências e crenças intrínsecas...

Basicamente, a mídia tem muita responsabilidade. Consolidar a importante mensagem de que precisamos nos conformar com um "ideal" para sermos bem-sucedidos, saudáveis e desejáveis nos prejudicou como sociedade. Eu sei disso por experiência própria e sou uma mulher cis, branca e hétero — ao falar com outras pessoas que vivem em corpos diferentes do meu e que se sentem ainda mais distantes desse ideal, aprendi o quanto essa experiência pode ser pior. Isso porque o "ideal" é totalmente inatingível para a grande maioria das pessoas — *na verdade*, apenas cerca de 5%[11] das mulheres têm o formato de corpo muitas vezes retratado pela mídia. Como isso afeta as outras 95%? É como se não estivéssemos à altura, como se não fôssemos suficientes. Cultiva a insatisfação corporal, que é a vivência de estima e pensamentos negativos pelo próprio corpo. A insatisfação corporal tem sido associada a uma série de problemas de saúde física e mental, incluindo transtornos alimentares, transtorno dismórfico corporal, depressão e baixa autoestima. Além disso, pode ser responsável por incentivar comportamentos a fim de mudar o corpo, como cirurgias estéticas, dietas ou o uso de medicamentos para a perda de peso.

É nesse momento, claro, que a cultura da dieta entra em ação e salva o dia — ela tem uma solução! Cansada de se sentir inadequada? Aqui está a nossa solução! E aqui está o nosso preço...

Quando está esquematizado, é fácil ver como caímos nessa, não é? Outro fator contribuinte é que isso nos pega em um momento particularmente vulnerável. Durante a puberdade, os adolescentes ganham 50% do seu peso corporal adulto,[12] que é, infelizmente, mais ou menos na mesma época em que começam a se conscientizar quanto aos padrões e às expectativas em torno da aparência física.

Na década de 1990, houve um estudo fascinante liderado pela psiquiatra Anne E. Becker que explorou a percepção da imagem corporal entre as meninas. A pesquisa de três anos mensurou o efeito da televisão em Fiji, um país com uma cultura que gira em torno da comida e com uma apreciação por "corpos grandes e robustos" que estava em desacordo com o ideal Ocidental, é claro. Becker visitou Fiji em 1995, algumas semanas após a introdução da televisão na ilha, e retornou em 1998, três anos depois. Nas duas vezes, os pesquisadores questionaram as meninas fijianas por volta dos 17 anos de idade sobre a quantidade de vezes que elas assistiam à televisão, além de fazerem outras perguntas sobre seus comportamentos alimentares e imagem corporal.

Os resultados? As meninas que assistiam à televisão pelo menos três noites por semana eram 50% mais propensas a se verem gordas (o que elas viam de forma negativa) e 30% mais propensas a fazer dieta. Não só isso, mas também os riscos de desenvolver transtornos alimentares aumentaram de forma significativa — a pontuação em uma escala de transtorno alimentar chamada EAT-26, uma medida de triagem para ajudar a determinar a presença de um transtorno alimentar, aumentou 12,7% e o vômito induzido para controlar o peso aumentou 11,3%. Becker concluiu que "os principais indicadores de transtornos alimentares foram mais prevalentes de maneira mais clara após a exposição à televisão".

Acredita-se que esse aumento na insatisfação corporal e nos distúrbios alimentares se deva a esse novo ideal Ocidental de corpo magro que estava sendo introduzido pela televisão. Becker comentou sobre as entrevistas de 1998: "Eu quero o corpo delas", declarou uma garota de Fiji sobre os programas ocidentais que ela assistia. "Eu quero o tamanho delas."

Esses resultados são assustadores quando consideramos o patamar de consumo de televisão em cada país — no Reino Unido, assiste-se em média mais de 22,5 horas de televisão por semana, SEM incluir serviços de streaming como a Netflix. O que me leva de novo para a impressionante falta de diversidade e representatividade de corpos no cinema e na televisão. É muito, muito raro vermos uma pessoa gorda na tela. E, caso apareça, o personagem está sendo ridicularizado: são o alvo da piada e retratados como gulosos, sujos, anti-higiênicos, preguiçosos, gananciosos e até maus.

Vamos usar como exemplo a icônica série de televisão *Friends* e a personagem "Monica Gorda", interpretada por Courteney Cox usando enchimento. Quando Monica Gorda aparece na série, ela está reproduzindo os estereótipos de pessoas gordas, como comer a todo momento e quebrar objetos por causa de seu tamanho ou ser retratada como uma personagem cômica e não amável, cuja única esperança é perder peso.

As piadas são feitas à sua custa e o público ri *dela*, não *com* ela. Monica Gorda, que tem uma quedinha por Chandler, além de ouvir o *crush* ridicularizando-a, também descobre que ele está chocado com seu peso. Só um ano depois, quando Monica Gorda emagrece como "vingança", que Chandler finalmente consegue ver uma mulher atraente e seus amigos começam a levá-la a sério.

No entanto, essa gordofobia escancarada não é vista apenas em *Friends*. Você se lembra de *Meninas Malvadas*, quando Regina George não é mais vista como atraente depois de engordar por comer barrinhas calóricas? E no filme *Sex and the City* há uma cena particularmente chocante em que Samantha chega para o chá de bebê de Charlotte e o grupo fica horrorizado com seu "ganho de peso" — sinceramente, não aconteceu nada, mas se torna um grande ponto de discussão dentro do grupo. Sem falar no seriado de televisão *This Is Us*, que trouxe uma personagem plus size com todas as características comuns: sentimentos constantes de inadequação em comparação às pessoas mais magras de sua vida e envolvida em uma batalha perpétua para emagrecer. O núcleo da personagem gira em torno de calorias e perda de peso. A atriz Chrissy Metz se destaca no papel em que atuou na série — tal desempenho rendeu a ela um prêmio do *Sindicato dos Atores (SAG)* — mas ela merece muito mais do que o enredo típico de "garota gorda".

Sem dúvidas, pior é a representação de vilões na mídia como gordos, com a Disney sendo um dos piores ofensores — é ainda mais problemático quando os filmes do estúdio estão entre os prováveis primeiros que as crianças assistirão. Pense em personagens como Ursula (*A Pequena Sereia*),

A nítida dicotomia exposta nesses filmes da Disney, em que os malvados e temidos vilões são gordos e as queridas heroínas são magras, serve para reforçar nas jovens a noção de que é preciso ser magra para ser bonita, amada e até mesmo boa pessoa.

Rainha de Copas (*Alice no País das Maravilhas*), Madame Min (*A Espada era a Lei*), Governador Ratcliffe (*Pocahontas*), Lawrence (*A Princesa e o Sapo*) e Pete (*Universo do Mickey Mouse*) — todos vilões, todos gordos, com egoísmo, ganância e crueldade como traços de personalidade em comum. Por sua vez, essas são as associações que as crianças aprendem a fazer com pessoas gordas.

Outro exemplo da Disney é a casamenteira do filme *Mulan*, uma mulher gorda que é responsável por organizar casamentos e avaliar potenciais noivos. No entanto, ela mesma não tem um cônjuge — é apenas seu trabalho ensinar todas as mulheres magras a serem boas esposas. O que nos leva a outro problema — o contraste desses personagens gordos com as mulheres magras e bonitas que interpretam as heroínas. Há uma ausência completa de protagonistas encorpadas, ou mesmo de tamanho médio, nos filmes da Disney. Pense: Cinderela, Branca de Neve, Pocahontas, Bela, Jasmine e Ariel, todas bastante magras, mas com o perfeito corpo violão. Portanto, não é surpresa que, em 2009, quando o professor Hayes e o professor Tantleff-Dunn pediram a meninas com menos de 6 anos de idade para selecionar a "verdadeira princesa" dentre várias bailarinas como parte de um experimento, 50% escolheram a mais magra. Um terço dessas meninas também admitiu preocupações sobre ser gorda.[13]

A nítida dicotomia exposta nesses filmes da Disney, em que os malvados e temidos vilões são gordos e as queridas heroínas são magras, serve para reforçar nas jovens a noção de que é preciso ser magra para ser bonita, amada e até mesmo boa pessoa. O dano causado é nítido.

Mas o mal não está apenas nos filmes e nas séries de televisão fictícios. É difícil discutir o retrato da mídia de pessoas gordas sem mencionar reality shows como *The*

Biggest Loser e *Magros × Obesos. The Biggest Loser* foi um programa de televisão estadunidense muito bem-sucedido que se aproveitou das pessoas desesperadas para perder peso — os competidores foram submetidos a dietas extremas e exercícios exaustivos em uma tentativa de se tornarem o "Maior Perdedor". O programa contribuiu muito para um equívoco comum e muito prejudicial de que o excesso de gordura é causado apenas por falhas individuais e não por uma mistura de fatores complexos, incluindo ambiente e genes.

Magros × Obesos, por outro lado, foi uma série-documentário do Reino Unido que fazia uma pessoa gorda trocar sua rotina alimentar com uma pessoa magra (sim, também não estou entendendo a lógica). A dupla era levada a uma clínica de alimentação, onde passavam por uma série de rituais ridículos, incluindo entornar o consumo semanal de alimentos de cada competidor em um tubo de plástico gigante para evocar sentimentos de vergonha e nojo. Depois, eles moravam juntos por cinco dias, durante os quais os espectadores ficavam boquiabertos enquanto a pessoa magra tentava forçar a comida industrializada e a pessoa gorda vivia de migalhas. Foi uma premissa horrenda por completo e provocativa de maneira grave, mas deixava o público viciado — especialmente para aqueles com um distúrbio alimentar, inclusive eu. Foi meu programa favorito de televisão por muito tempo, tenho vergonha de admitir. Eu tinha um ritual — precisava assistir sozinha na hora do jantar. Só que o assistir me impediria de comer: as

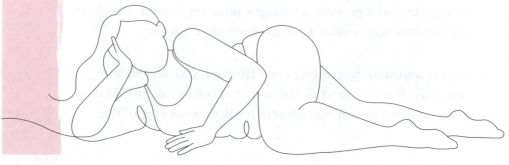

conversas sobre peso, calorias, hábitos alimentares e o nível de repugnância dirigidos à pessoa gorda implicavam em só conseguir dar algumas garfadas. E, dado o estado mental em que eu estava naquele momento, aquilo me pareceu uma coisa boa. Então toda semana eu assistia com uma grande parte da comunidade que sofria com transtornos alimentares, até que o programa foi cancelado em 2014, após seis anos no ar.

Basicamente, a televisão e o cinema normalizaram o bullying de pessoas gordas e contribuíram e perpetuaram em grande parte a noção de que pessoas gordas são ruins e pessoas magras são boas. Quando vemos corpos gordos na televisão, eles são ridicularizados, lastimados, do mal ou estão se apresentando para os telespectadores como uma "gorda saudável" — esse é um termo que ouço muitas vezes nas redes sociais, cunhado por pessoas gordas para descrever uma outra tentando perder peso. Ela é considerada "saudável" porque reconheceu que seu corpo é inaceitável e está tentando fazer a "coisa certa" e corrigir isso.

Quando atores com corpos grandes aparecem em nossas telas, raramente, ou nunca, recebem personagens diferentes ou complexos como seus colegas de corpo mais magro. Mas, na realidade, quase nunca os vemos, pois a falta de representatividade de pessoas gordas significa que sofremos praticamente uma lavagem cerebral para acreditar que eles não pertencem à mídia. Então, quando há um corpo na tela que difere da típica mulher magra, é um choque.

Lembro-me de assistir à série *Girls*, que estreou em 2012 na HBO, e me surpreender com o fato de a protagonista, Hannah Horvath (interpretada por Lena Dunham), não ser magra. Ela também não era gorda, mas era grande para os padrões da televisão — e deixavam claro isso para a atriz, que era submetida a constante *body shaming* pela imprensa.

Lena uma vez disse ao jornal *Guardian*: "Meus medos se tornaram realidade: as pessoas me chamavam de gorda e horrível." A apresentadora Joan Rivers fez referência ao peso de Lena em uma entrevista de rádio, afirmando que esta passava a mensagem errada para as meninas: "Ela está mostrando para as pessoas que não há problema em ser gorda e ter diabetes. O que eu estou dizendo é que, se você gosta de sua aparência, Lena, tudo bem, você é engraçada, mas não diga que está tudo bem outras garotas serem assim. Diga para tentarem alcançar a melhor versão delas." Ao falar sobre o estilo de Lena, Rivers ainda questionou: "Como ela pode usar vestidos acima do joelho?" Por quê? Por que ela não é magra?! Nojento.

Este parece ser um bom momento para abordar homens gordos no cinema e na televisão: enquanto os mesmos estereótipos são aplicados às mulheres, esses personagens recebem mais variedade e complexidade. Eles são mais propensos a ter histórias não relacionadas ao peso e/ou serem mostrados de uma forma positiva, mais atraente ou afetuosa do que mulheres gordas — pense no Homer Simpson, no Patrick Estrela de *Bob Esponja Calça Quadrada*, em Philip Banks de *Um Maluco no Pedaço*, no Dan Conner de *Roseanne*, em Fred Flintstone e em Cameron Tucker de *Família Moderna*. Todos os personagens cujas histórias não giram exaustivamente em torno de seu peso.

Quando eu estava no início da adolescência, as redes sociais só se estendiam ao MSN Messenger e ao MySpace, que eram acessados no meu computador desktop por meio da internet discada. Minhas primeiras impressões da mulher magra e bem-sucedida com as quais eu deveria sonhar e me inspirar vieram da televisão, do cinema, da publicidade e das revistas. Agora, graças às redes sociais e aos smartphones que não saem do nosso alcance durante o dia todo, é bastante possível ou até mesmo provável, sentir-se preso em um fluxo constante de imagens do corpo "perfeito", como um toque de celular que você não consegue desligar.

É claro, as redes sociais são maravilhosas em muitos aspectos, mas ainda estamos descobrindo algumas consequências referentes aos efeitos negativos que elas podem ter sobre nós. Enquanto escrevia este capítulo, vazaram notícias de que o Facebook manteve em segredo por dois anos pesquisas internas que sugerem que seu aplicativo, o Instagram, piora os problemas de imagem corporal para as adolescentes. E que eles não fizeram nada sobre isso. O *Wall Street Journal* teve acesso a um slide de uma apresentação interna do Facebook feita em 2019 que dizia: "Nós pioramos os problemas de imagem corporal para uma em cada três meninas adolescentes." Uma outra apresentação, supostamente de março de 2020, mencionava: "32% das meninas adolescentes disseram que quando não estavam se sentindo bem com seus corpos, o Instagram piorava esse sentimento."

O que torna essa notícia ainda mais cruel é que os algoritmos do Instagram empurram as adolescentes que tiveram um contato mínimo com imagens relacionadas ao mundo *fitness* para uma enxurrada de conteúdo sobre perda de peso, de acordo com pesquisadores que tentaram recriar a experiência de ser menor de idade nas redes sociais. Uma conta representando uma garota de 17 anos de idade curtiu um único post sobre dieta de uma conta de uma marca de roupas esportivas que apareceu em sua guia "explorar" e seguiu uma conta que foi sugerida a ela depois de postar um "antes e depois" em sua jornada de emagrecimento. Essas duas ações por si só foram suficientes para o algoritmo direcioná-la para esse conteúdo e os pesquisadores descobriram que seu "explorar" de repente começou a apresentar na maior parte mais conteúdos relacionados a histórias e dicas sobre perda de peso, assuntos *fitness* e modelagem corporal. O conteúdo muitas vezes apresentava "corpos magros e, em alguns casos, aparentemente editados/distorcidos". O experimento foi realizado várias vezes em circunstâncias semelhantes e obteve resultados parecidos.[14] Assustador, certo? Falaremos sobre redes sociais com mais profundidade no Capítulo 13.

Conforme escrevo, percebo cada vez mais o quanto este capítulo está negativo, o que é bastante inevitável, já que estamos falando sobre a mídia e seu efeito em nossa imagem corporal e autoestima como um todo. Mas quero terminar com alguma positividade, porque as coisas estão melhorando e estamos dando passos na direção certa, mesmo que o progresso seja lento e os gigantes das redes sociais pareçam não estar fazendo nada para ajudar.

A indústria da mídia está, em geral, se tornando aos poucos mais inclusiva, com mulheres de diferentes formas e tamanhos estampando *outdoors*, capas de revistas, televisões e passarelas. A linha de lingerie da Rihanna, Savage X Fenty, foi bastante elogiada por sua diversidade quando estreou na Semana de Moda de Nova York em 2018, além da vez em que a modelo plus size Tess Holliday desfilou pela passarela da Chromat em 2020. Em 2017, a Vogue estampou a modelo plus size Ashley Graham em sua capa — a primeira capa plus size da revista — mas a bíblia da moda, tradicionalmente conhecida pela gordofobia, realmente inovou quando apresentou a famosa cantora gorda Lizzo em sua capa de outubro de 2020.

A Victoria's Secret, marca de lingerie famosa por sua luxuosidade nas passarelas que exibia sua legião ultramagra de *"angels"*, foi forçada a cancelar o desfile de moda em 2019, afirmando que a ideia precisava ser redefinida "de um modo relevante para a cultura" em meio a uma controvérsia sobre transfobia, falta de inclusão e diversidade além de baixos índices de audiência. Em 2021, eles anunciaram seu plano de "reformulação da marca" por meio de uma mudança de imagem com mensagens mais inclusivas.

Não me interpretem mal — está longe de ser perfeito.

Muitas das modelos plus size escolhidas para garantir diversidade em campanhas ainda são muitas vezes mulheres com corpo violão e uma barriga lisa e é provável que não estejam acima do tamanho 42/44 no Brasil. Além disso, as modelos plus size mais famosas também ainda são em maioria brancas — um sinal do racismo estrutural que existe na indústria da moda. Então, sim, ainda há muito trabalho a ser feito, mas espero que isso esteja fornecendo uma espécie de "portal" para a verdadeira diversidade e representação.

Não podemos negar que a televisão e o cinema ainda têm um longo caminho a percorrer, mas esperamos que o lançamento de séries como *Shrill*, em que a protagonista é uma mulher gorda cujo foco não está em mudar o seu corpo, e sua resposta positiva do público, seja um sinal de que a indústria esteja caminhando na direção certa.

Me chame de ingênua, mas acho que estamos chegando em algum lugar. No entanto, há algumas barreiras que precisamos quebrar primeiro...

CAPÍTULO 4

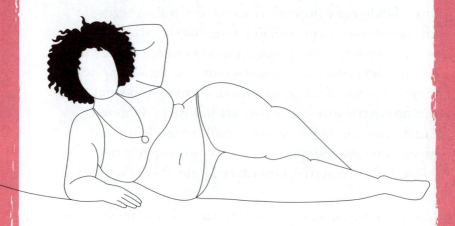

Peso ≠ saúde

A convicção de que você só pode ser saudável se for magro está tão arraigada que muitas vezes não é questionada.

Até mesmo pelo estabelecimento médico.

Se você é gorda, então deve ter problemas de saúde. Essa crença ajudou a indústria da dieta a crescer. Não apenas nos disseram que os corpos devem ter uma certa aparência para serem aceitáveis, mas que também estamos correndo um alto risco de desenvolver todos os tipos de problemas relacionados à saúde. Academias, produtos para perda de peso, lipoaspiração e bypass gástrico baseiam-se na ideia de que estar com "excesso de peso" é bastante prejudicial à sua saúde.

Para acabar com a cultura da dieta, precisamos reavaliar como a sociedade vê a saúde e o bem-estar. Igualar peso com saúde perpetua esse tipo de pensamento e ajuda a manter o ideal de magreza. Além disso, reforça a gordofobia (falaremos mais sobre isso no próximo capítulo), o estigma do peso e contribui para manter as pessoas presas em um ciclo que causa danos terríveis a seus corpos. Isso significa que os profissionais de saúde diagnosticam erroneamente as pessoas em corpos maiores — logo, tudo o que é transmitido é a suposição de que você não é saudável se é gorda, o que pode cegar os médicos para problemas reais de saúde.

Portanto, *temos* que separar os dois a fim de acabar com o mito de que corpos gordos são sempre doentes. Porque, apesar de tudo o que lhe foi dito, isso não é verdade. É claro, esse é um grande tópico que não seremos capazes de resolver em um capítulo, mas vamos tentar abordar algumas das crenças existentes sobre peso e saúde com a orientação de um profissional.

Antes de tudo, vamos falar sobre o significado de "saudável", o que por si só já é bastante complexo, então apertem os cintos! Desde 1948, a Organização Mundial da Saúde (OMS) definiu saúde como "um estado de completo bem-estar físico, mental e social e não apenas a ausência de doença ou enfermidade". Em 1986, eles trouxeram mais esclarecimentos: "Um recurso para a vida cotidiana, não um objetivo para se viver. A saúde é um conceito positivo que enfatiza os recursos sociais e pessoais, bem como as capacidades físicas." Basicamente, a saúde é um meio para auxiliar a nossa função na sociedade em geral e não um objetivo a ser alcançado.

Abaixo você encontrará algumas outras definições de saúde que são usadas por especialistas:

- Ausência de doença.

- Um estado que permite ao indivíduo lidar de maneira adequada com as demandas do cotidiano.

- Um estado de equilíbrio que um indivíduo estabeleceu dentro de si, entre ele e seu ambiente social e físico.[15]

Mas, pela minha pesquisa, por meio de conversas com especialistas e muitas reflexões, acredito que uma parte relevante do significado está no contexto e nas circunstâncias. A saúde é sutil, abrange uma variedade de fatores diferentes — incluindo consumo nutricional, exercício, estresse, saúde mental, social e financeira — e se apresenta de maneira diferente para diferentes pessoas.

Embora o termo seja um pouco confuso, uma coisa é clara: a saúde não é perceptível. Você não pode olhar para uma pessoa e saber se ela está ou não saudável. Você não sabe nada sobre seus padrões alimentares, seu consumo nutricional, sua rotina de exercícios, seus níveis de estresse, sua rotina de sono, o estado de sua saúde mental ou qualquer outra atitude relacionada à saúde pela aparência.

"A saúde depende totalmente da pessoa e do contexto", declara Joshua Wolrich, médico do NHS (Serviço Nacional de Saúde britânico), nutricionista e autor de *Food Isn't Medicine* [sem tradução no Brasil]. "E é muito importante não ter uma definição concreta de saúde em nossa cabeça porque essa definição pode mudar. Também pode ser algo que não temos capacidade de alcançar, já que a grande maioria dos fatores está além do nosso controle." Isso inclui genética, opressão, ambiente e status socioeconômico. Segundo Wolrich, enquanto a desigualdade existir será quase impossível encontrar uma definição universal para a saúde.

OK, não podemos dizer exatamente o que significa ser saudável. Podemos, então, definir quem é gordo?

A ferramenta mais utilizada na medicina para triagem de categorias de peso é o IMC (Índice de Massa Corporal) que é calculado ao dividir o peso pela altura elevada ao quadrado. Acho que o IMC é uma das coisas que mais aparece em minhas mensagens diretas. Recebo muitas de mulheres que se consideram muito saudáveis, mas, ao visitarem seus médicos, recebem a notícia de que estão na faixa de IMC errada e precisam perder peso. Somos ensinados de maneira incansável a temer a gordura e o "excesso de peso", então quando descobrimos que nosso IMC nos coloca nessa categoria, ou mesmo nos define como "obesos" ou "obesos mórbidos", pode ser muito desagradável.

Vamos entender por que isso é tão problemático já, já, mas por enquanto abordaremos o que é o IMC e como ele surgiu.

Adolphe Quetelet era um acadêmico belga que se interessava em estudar as características humanas em relação à mortalidade. Ele estudou astronomia, matemática, estatística e sociologia, mas não era médico, farmacêutico ou especialista em saúde. Motivado a encontrar *l'homme moyen* (o homem comum) em 1830 (sim, quase 200 anos atrás), ele criou o Índice Quetelet. O índice foi obtido por meio de uma fórmula matemática simples envolvendo uma relação peso-altura, que foi baseada no tamanho e nas medidas coletadas de participantes franceses e escoceses brancos. Quetelet disse de maneira franca que o índice foi projetado para uso em nível populacional, NÃO em nível individual. Em outras palavras, deveria ser usado para nos dar estatísticas sobre as características físicas das pessoas em geral, não para avaliar cada um.

Naquela época, o peso não era considerado um dos principais elementos relacionados à saúde. No entanto, no início do século XX, as empresas de plano de saúde começaram a vincular a gordura corporal "excessiva" a um aumento no risco de doenças cardíacas.[16] As empresas estadunidenses decidiram elaborar tabelas de peso e altura para determinar o valor que cobrariam de seus clientes. Com isso, elas poderiam se recusar a cobrir os pacientes "com excesso de peso" ou exigir pagamentos mais altos. Essas tabelas criadas eram claramente falhas e produziam resultados inconsistentes, mas o método permaneceu em vigor e logo os médicos o adotaram como avaliação de peso e, por consequência, de saúde dos pacientes, gerando a recusa de muitos profissionais a atenderem pessoas de peso nas categorias mais altas.

Na década de 1970, em meio a uma crescente insatisfação com a falta de confiança nas tabelas, o pesquisador Ancel Keys (que conduziu o *Minnesota Starvation Experiment* de 1944 que abordamos no Capítulo 2) afirmou ter uma ferramenta mais precisa para medir a gordura corporal — o Índice de Quetelet. Ele e um grupo de pesquisadores realizaram um estudo com 7.500 homens de cinco países diferentes: Estados Unidos, Itália, Finlândia, Japão e África do Sul. A conclusão que chegaram foi que, embora estivesse abaixo do "satisfatório", o Índice de Massa Corporal de Quetelet (que media o peso em comparação à altura) era a maneira mais confiável de avaliar a gordura corporal — dentre vários métodos testados. Então eles nem estavam dizendo que era um sistema bom de verdade, era apenas o mais confiável dos que eles testaram (o que incluiu a imersão de alguém na água seguido por uma lavagem de nitrogênio de sete minutos para aproximar o volume pulmonar para o cálculo da densidade corporal e medir o volume de gases gastrointestinais). Ufa! Quase fiquei sem ar!

O estudo renomeou o Índice de Quetelet para "Índice de Massa Corporal" e em 1985, o método foi oficialmente aprovado para uso médico nos EUA. Havia apenas duas categorias na época: saudável e acima do peso. Homens com IMC acima de 27,8 e mulheres acima de 27,3 deveriam ser considerados acima do peso e, portanto, não saudáveis.

No entanto, em 1998, os Institutos Nacionais de Saúde reduziram o limite de "excesso de peso" de 27,8 e 27,3 para 25 e adicionaram "obesidade" como uma nova categoria para aqueles que ultrapassassem 30. Essa mudança classificou cerca de 29 milhões de estadunidenses como "não saudáveis" do dia para a noite[17] e os críticos alegaram que as novas regras foram elaboradas em parte pela Força-Tarefa Internacional de Obesidade, cujos dois principais financiadores eram empresas que vendiam medicamentos para emagrecer. Em 1997, a mesma força-tarefa expandiu o número de categorias de IMC para incluir diferentes graus de "obesidade". A natureza arbitrária e artificial dessas distinções está se tornando bastante clara, não está?

Hoje, o IMC é o seguinte: se você está abaixo de 18,5, você está abaixo do peso; 18,5 até 24,9 é considerado normal; 25 até 29,9 está acima do peso; 30 até 40 é obeso e acima de 40 é obeso mórbido.

Tenho certeza de que você já entendeu grande parte sozinho, mas vamos ver rapidamente algumas das falhas gritantes na escala de IMC e o que acontece quando você aplica essa ferramenta básica a pessoas.

Em primeiro lugar, o Índice de Quetelet e seu predecessor Índice de Massa Corporal foram baseados na medição de homens brancos. A massa corporal varia de acordo com as diferentes etnias, portanto, qualquer pessoa que não seja homem e europeu não é representada. Isso é evidenciado por estatísticas que mostram que pessoas Negras são mais propensas a se enquadrarem nas categorias de IMC mais altas do que outros grupos étnicos. Embora, de fato, IMCs mais altos ou mais baixos possam ser indicadores de saúde para diferentes grupos de pessoas. Para pessoas Negras, por exemplo, um IMC mais alto tende a ser melhor.[18] No entanto, o mesmo método de IMC é aplicado a nível global, independentemente de etnia ou gênero.

Em segundo lugar, o IMC nunca foi planejado para uso individual. "Sempre que colocamos algo em categorias, criamos problemas quando tentamos aplicá-lo de maneira

O IMC nunca foi planejado para uso individual.

individual", comenta o Dr. Wolrich. "As categorias são interessantes a nível populacional, mas não para o individual." É claro que existe uma diferença entre supervisionar as estatísticas médias de uma população e usar as categorias para implementar medidas de saúde a nível individual.

O IMC não apenas ignora detalhes importantes sobre etnia, mas também não leva em consideração questões de composição corporal como densidade óssea, distribuição de gordura e músculo. Essa falta de diferenciação entre músculo e gordura é a razão pela qual os atletas muitas vezes se enquadram nas categorias mais altas — um típico atacante de rugby que joga na Europa, por exemplo, tem 1,9m de altura e pesa 112,5kg, o que o classifica como "obeso".[19] A conclusão é que um resultado de IMC simplesmente não pode considerar de maneira automática se alguém é saudável ou não.

Outro fator que o IMC não leva em conta é a idade. Na verdade, uma pesquisa de 2013 analisou 97 estudos abrangendo quase 3 milhões de pessoas e determinou que aqueles na faixa de sobrepeso tinham 6% menos probabilidade de morte em um determinado ano do que aqueles na faixa normal, além de que essa porcentagem era ainda maior para pessoas de meia-idade e idosos.[20] "A Organização Mundial da Saúde considera IMCs de 25 a 29,9 acima do peso", declarou Paul McAuley, pesquisador de educação de saúde da Universidade Estadual de Winston-Salem. "Na verdade, tal categorização representa o que é mais saudável para os estadunidenses de meia-idade." Além disso, pessoas com IMC alto tendem a ter um histórico com dietas, o que sabemos que tem um efeito negativo na saúde. "Então a doença vem de um IMC mais alto ou de uma inflamação no sangue devido à dieta?", questionou Lindo Bacon. "Nós simplesmente não sabemos."

Acho tão inacreditável que um método tão arbitrário e impreciso — basicamente é uma gambiarra de 200 anos que não tinha o bem-estar como foco — seja tão confiável para determinar a saúde de alguém. E que exista há tanto tempo sem ser desafiado da forma correta. Acho que é uma prova da natureza dos seres humanos de adotar e obedecer a sistemas de autoridade sem questionar: o IMC está arraigado na realidade medicinal e tem estado por tanto tempo que é apenas parte integrante dos serviços de saúde de hoje.

E, infelizmente, pode ter consequências graves: se o IMC for considerado muito alto, os pacientes podem ser negados a fertilização in vitro, cirurgias e certos medicamentos. Ou seja, é usado como uma ferramenta de discriminação. É muito comum alguém ir ao médico, ser pesado, categorizado em uma faixa de IMC acima do "normal" e ser instruído a perder peso. Eu sei disso por conta da quantidade de mensagens mencionadas anteriormente que expõem essa mesma situação. Os pacientes são encorajados a fazer dieta — o famoso: "coma menos, exercite-se mais!" — o que é *tão* tóxico quando você considera as implicações da perda de peso intencional...

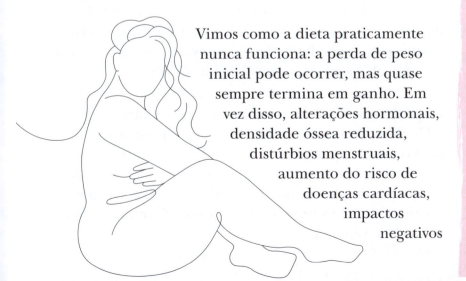

Vimos como a dieta praticamente nunca funciona: a perda de peso inicial pode ocorrer, mas quase sempre termina em ganho. Em vez disso, alterações hormonais, densidade óssea reduzida, distúrbios menstruais, aumento do risco de doenças cardíacas, impactos negativos duradouros no metabolismo, desidratação e desequilíbrios eletrolíticos, perda de coordenação e redução da força e resistência muscular são apenas alguns exemplos de resultados. É claro, também pode levar a um relacionamento disfuncional com a comida e até mesmo a um distúrbio alimentar. Portanto, embora seu médico acredite que incentivar você a perder peso melhorará sua saúde, se seguir os conselhos dele, é mais provável que você a piore. Louco, não é?

Passei por isso quando visitei meu médico aos 18 anos, logo após entrar na universidade, para tratar o que achava ser depressão. Eu estava com saudades de casa, desolada por estar longe da minha família, lutando para lidar com o fato de estar sozinha pela primeira vez e precisava de ajuda. Esse médico era um homem com cerca de 60 anos de idade que me disse de imediato para subir na balança. Fui forçada, é claro. Meu número de IMC caiu na categoria "obesa" e ele me disse que eu precisava perder peso. Deixei o consultório me sentindo tão triste quanto quando havia chegado, só que agora eu estava mais ansiosa porque acreditava que precisava perder peso — e rápido. Essa experiência me levou a me inscrever em uma aula da organização Slimming World na minha nova cidade e perdi cerca de 6,5kg em questão de semanas. Mas eu ganhei tudo de volta — e um pouco mais — logo depois. Então, é claro, troquei para outra dieta. Eu sei que essa é uma experiência com a qual muitos de vocês vão se identificar.

O que eu não sabia naquela época e, na verdade, eu não sabia disso até um dia desses, é que você pode dizer "não" para o médico que quiser te pesar. Isso soa tão óbvio quando escrevo — tipo, é claro que você pode! —, mas é algo que simplesmente não me ocorreu. Pensava que era um *dever*. Mais uma vez, estamos obedecendo a uma autoridade sem questionar.

"Você sempre está no comando", declara o Dr. Wolrich. "Acho importante perguntar ao médico por que ele deseja saber o seu peso. Se for para calcular a dosagem de um medicamento ou verificar uma variação inexplicável (a perda de peso muitas vezes é um dos primeiros sinais de câncer), sim, é importante. Mas se for apenas para atualizar o prontuário ou verificar seu IMC, você pode recusar. Se será pesado ou não é sua decisão, mas perguntar por que, como paciente, é muito importante — ainda mais se você quiser entender mais sobre a sua saúde. Precisamos questionar mais."

Eu deveria ter perguntado ao meu médico por que ele queria me pesar sendo que o motivo da visita era meu baixo-astral. Na verdade, deveria ter recusado. Meu peso não tinha nada a ver com meu estado mental naquele momento.

Se você for pesado e lhe disserem para emagrecer, pergunte ao seu médico qual é o motivo. Descubra *por que* eles estão pedindo para você perder peso e não tenha medo de apresentar fontes que evidenciam a ineficácia do emagrecimento intencional e/ou as estatísticas e suas relações com a saúde. Essa abordagem com foco no peso precisa mudar, porque ser estigmatizado com base nele pode ser um risco maior para sua saúde do que aquilo que você come ou o quanto pesa, mas para que isso aconteça, precisa ser questionado.

Restringir a saúde ao peso não é apenas equivocado, é perigoso. Falaremos mais sobre isso no próximo capítulo, pois é um claro exemplo de gordofobia, mas a realidade é que quando uma pessoa gorda visita o médico, ela pode achar que seus problemas de saúde foram descartados de imediato, que o emagrecimento foi prescrito como remédio para qualquer tipo de doenças ou até mesmo

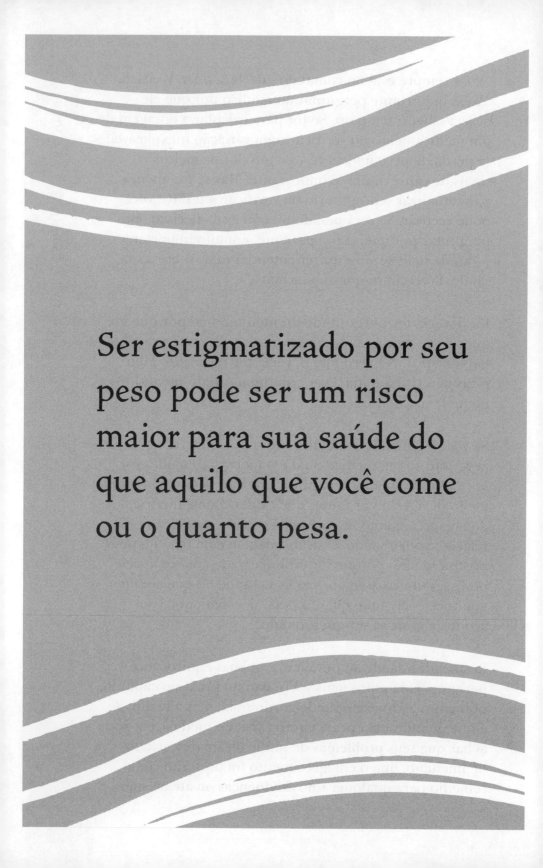

Ser estigmatizado por seu peso pode ser um risco maior para sua saúde do que aquilo que você come ou o quanto pesa.

que foi diagnosticada de maneira errada. Esses erros significam que as pessoas gordas são menos propensas a visitar seus médicos e doenças em potencial são detectadas mais tarde do que deveriam.

"Os serviços de saúde tendem a adotar uma abordagem 'normativa de peso' com um foco predominante no emagrecimento como um caminho para a saúde, o que resulta na discriminação daqueles que não se encaixam em sua definição limitada", afirma Wolrich. Isso também significa que as pessoas gordas que têm transtornos alimentares são muito menos propensas a serem diagnosticadas porque não se encaixam no estereótipo típico de alguém com um distúrbio: uma garota muito magra... já que, NOVIDADE:

um distúrbio alimentar não é aparente.

Nossas suposições sobre peso e saúde não prejudicam apenas as pessoas gordas: quando as pessoas com IMC "normal" são automaticamente consideradas saudáveis, fatores como nutrição, sono, estresse e movimento, por exemplo, não são contestados. No entanto, essa pessoa pode estar lutando contra o comer transtornado (CT), um transtorno alimentar ou uma doença física não diagnosticada.

As suposições também são bastante equivocadas: "É sempre possível que alguém na faixa "obesa" na escala de IMC seja completamente saudável do ponto de vista médico", confirma o Dr. Wolrich. "Também é possível que alguém que se enquadre na faixa 'normal' na escala de IMC não seja saudável."

Embora seja verdade que as diferentes faixas de peso *podem* ter um impacto negativo na saúde, não é nem de longe tão simples ou direto quanto somos levados a acreditar. O Dr. Wolrich explica: "Depende de onde a gordura é armazenada. Evidências sugerem que o aumento da gordura visceral [encontrada em torno de seus órgãos vitais] tem possivelmente o maior impacto nocivo à nossa saúde, seguido pela gordura subcutânea [gordura mais visível logo abaixo da pele] ao redor do abdômen. Mas pesquisas também mostram que o aumento da gordura subcutânea nos quadris e coxas funciona como uma proteção para a saúde metabólica em adultos de todas as idades. Níveis mais altos de gordura corporal em mulheres na pós-menopausa também se mostram protetoras contra a osteoporose e a mortalidade associada a fraturas por fragilidade."

"Antes da menopausa, níveis mais baixos de gordura podem ter impactos negativos na produção de hormônios e até levar a uma condição em que os períodos menstruais param por um tempo — o que tem sido associado a um aumento do risco de doenças cardiovasculares e redução da densidade óssea. Sem mencionar que ela também pode ser uma camada de proteção quando adoecemos: pacientes gordos são mais propensos a sobreviver à admissão em uma unidade de terapia intensiva."

Então sem entrar nos mínimos detalhes (deixo isso para os especialistas — recomendo o livro do Dr. Wolrich como leitura adicional): sim, carregar muita gordura *pode* afetar a saúde de uma pessoa. Mas é algo que deve ser explorado e determinado caso a caso, não apenas olhando ou colocando-o em uma determinada categoria de IMC.

"A gordura não é saudável nem prejudicial", escreveu Fall Ferguson, advogado e mestre em Artes, em um artigo do blog da Associação para Diversidade de Tamanho e Saúde (ASDAH). "Ser gordo tem sido correlacionado com algumas condições de saúde, mas seu papel como causador de doenças é muito exagerado. O que os dados mostram de forma clara é que muitas pessoas são gordas e saudáveis. Além disso, a simples remoção do tecido adiposo por meio de lipoaspiração não tem nenhum efeito na saúde. Tudo isso sugere que precisamos procurar outras causas além do tecido adiposo para as condições de saúde que tendem a ser atribuídas à 'obesidade'."

Resumindo: peso não determina saúde.

Então qual é a alternativa? Um movimento que, felizmente, está ficando mais famoso: Health at Every Size (HAES) [Saúde para todos os tamanhos, em tradução livre]. O HAES surgiu na década de 1960 e é um meio de abordar o preconceito em relação ao peso e o estigma contra pessoas gordas, reconhecendo que elas muitas vezes comprometem sua saúde em tentativas persistentes de emagrecer. "É uma estrutura que, em sua essência, acredita que toda pessoa tem o direito de buscar hábitos saudáveis sem a interferência da balança", diz a treinadora e educadora de imagem corporal da HAES Brianna M. Campos (@bodyimagewithbri). "O movimento é essencialmente uma questão de justiça social. Ele argumenta que a saúde é algo que vai além do tamanho do corpo e abrange também fatores sociais, socioeconômicos e desigualdade de renda."

De acordo com a ASDAH, o HAES promove:

- **Inclusão do peso,** reconhecendo e respeitando a diversidade inerente de formas e tamanhos dos corpos e rejeitando a idealização ou estigmatização de pesos específicos.

- **Melhoria da saúde,** apoiando políticas de saúde que melhoram e equalizam o acesso à informação e aos serviços.

- **Refeições focadas no bem-estar,** promovendo uma alimentação flexível e individualizada com base na fome, saciedade, necessidades nutricionais e prazer, em vez de uma alimentação regulada por fora e focada no controle de peso.

- **Cuidado digno** reconhecendo preconceitos e trabalhando para eliminá-los bem como a discriminação e o estigma de peso.

- **Movimentos que melhoram a vida** ao apoiar atividades físicas que permitem que pessoas de todos os tamanhos, habilidades e interesses se envolvam em exercícios agradáveis.

O Dr. Wolrich usa a abordagem do HAES com seus pacientes: "É muito importante ter uma abordagem de inclusão, na qual não medimos o sucesso de acordo com a quantidade de peso perdido. Por exemplo, o exercício de julgamento que mede o sucesso em relação ao número na balança é bastante problemático. Não só é um absurdo (o exercício *sempre* melhora nossa saúde), mas assim que o número para de mudar, paramos de nos exercitar. 'Como médicos, devemos estimular a saúde, mas ao incentivar a associação ao peso, estamos fazendo um grande desserviço aos nossos pacientes. Muitos outros médicos precisam ler e aprender sobre o HAES e não apenas rejeitá-lo porque as pessoas o chamam de 'saúde em todos os tamanhos'."

A diferença na escrita de uma palavra para a outra é mínima, mas há uma grande distinção no significado: o HAES não considera as pessoas saudáveis em todos os tamanhos, isso é algo impossível de afirmar, ele apenas promove o *foco* na saúde em todos os corpos, independentemente do peso. Isso não significa negar o impacto que muitas coisas podem ter na saúde, mas entender que um assunto tão complicado, sutil e dependente de contexto como esse requer uma abordagem semelhante.

Atualmente, nossos serviços de saúde ainda têm um longo caminho a percorrer quando se trata de banir a escala de IMC e adotar o HAES, mas perguntei ao Dr. Wolrich como ele imaginava que seriam os diagnósticos se ambos desaparecessem da noite para o dia. "A saúde geral da população melhoraria, não tenho dúvidas. No momento, temos uma parte da população que acredita que a única maneira de melhorar a própria saúde é perdendo peso e tem isso como objetivo, o que significa que as pessoas estão abandonando comportamentos saudáveis para os quais têm capacidades e habilidades", afirma.

Saúde não é aparência ou tamanho.

Se alguém supõe sua saúde com base em sua aparência, é a mentalidade deles que precisa mudar, não o seu tamanho.

Referindo-se ao estigma do peso e à discriminação médica contra pessoas gordas, ele declara: "Isso permitiria que muitas pessoas, que atualmente se recusam a ir ao médico por conta de tratamentos anteriores precários, voltassem a se consultar e confiassem nos profissionais para ajudar a melhorar ou manter a saúde."

Então como podemos começar a levar a maneira como vemos nossa própria saúde para longe do peso e em direção a outros fatores que influenciam nosso bem-estar?

Pensei muito sobre o que "saudável" significa para mim enquanto escrevia este capítulo. E cheguei à conclusão de que grande parte da saúde não tem nada a ver com meu físico, mas com meu bem-estar mental. Estou controlando minha ansiedade? Estou me permitindo descansar o suficiente? Estou mantendo meus níveis de estresse baixos? Claro, também inclui outros fatores, como se estou comendo bastante frutas e vegetais, dormindo o suficiente e me exercitando de vez em quando, mas tudo começa com a minha mente. Não me entenda mal: no geral, não acho que a saúde mental seja mais importante que a saúde física, mas para mim é importante priorizá-la. Dessa forma, minha saúde física segue o mesmo caminho.

Para outra pessoa, pode ser um foco na saúde do sono ou em seus relacionamentos interpessoais — é tão individual que não posso dizer o que "saúde" deve significar e ser para você. Eu acho que será algo bom para você explorar — com certeza deixando o peso fora de cena.

Mas não importa a sua resposta, saiba que a saúde não é aparência ou tamanho. Se alguém supõe sua saúde com base em sua aparência, é a mentalidade deles que precisa mudar, não o seu tamanho.

CAPÍTULO 5

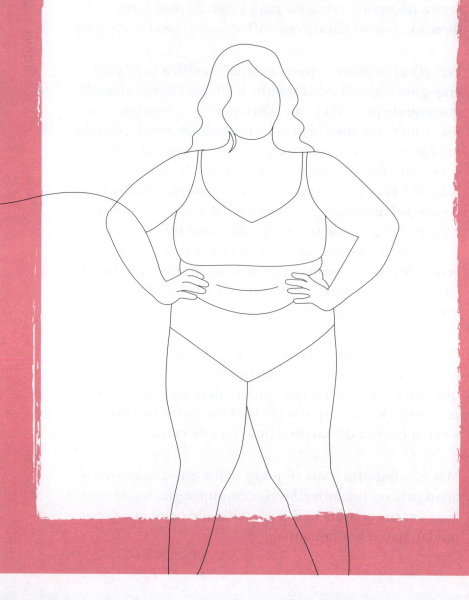

"Gordo" não é uma ofensa

Se você não é familiarizado com o termo, gordofobia é o medo e ódio de corpos gordos.

É uma forma de discriminação que iguala o excesso de gordura com inferioridade, repugnância e imoralidade e resulta em uma infinidade de consequências mentais e físicas prejudiciais para as pessoas gordas.

Mesmo assim, de diversas maneiras, continua sendo uma forma de discriminação aceitável na sociedade — pessoas gordas ainda são alvo de piadas no cinema e na televisão, bem como nos monólogos dos comediantes e muitas vezes ridicularizadas nas ruas.

De acordo com uma pesquisa de 2018, mais de 4 em cada 5 adultos do Reino Unido acreditam que as pessoas gordas são vistas de maneira negativa por conta do peso e 62% dos britânicos acham que as pessoas tendem a discriminar alguém que é gordo.[21] Os resultados também mostraram que pessoas gordas sofrem estigma e discriminação em todos os aspectos de suas vidas: quase metade dos adultos gordos já se sentiram julgados por conta do peso em lojas de roupas ou em situações sociais e, ainda mais preocupante, em ambientes de saúde (45%) e academias (32%).

A única forma de acabar com a cultura da dieta é eliminando a gordofobia, visto que esta é o cerne de toda essa ideia. Se você não é gorda, pode se surpreender com o quanto a gordofobia é onipresente e explícita. Por exemplo, médicos se recusam a tratar pessoas gordas de forma adequada e atribuem todos os problemas de saúde ao peso; estranhos oferecem opiniões não solicitadas sobre o corpo e/ou conselhos sobre emagrecimento; personagens gordos são representados nas telas como preguiçosos, pouco inteligentes ou pouco atraentes, conforme discutido no Capítulo 4; pessoas gordas são ofendidas no transporte público, principalmente em aviões, devido ao tamanho dos assentos; são discriminadas no local de trabalho e em relações românticas; marcas de roupas se recusam a atender pessoas gordas e elas até mesmo sofrem redução de salário — um estudo nos EUA descobriu que as mulheres gordas tinham um salário de quase 10 mil dólares a menos do que mulheres magras e que pessoas obesas recebiam 19 mil dólares a menos.[22] A gordofobia causa danos incalculáveis e é um grande problema — e não apenas para pessoas gordas. Para realmente acabar com esse preconceito, aquelas que não são gordas também precisam se manifestar e se posicionar contra. Em um mundo ideal, as pessoas gordas seriam ouvidas ao falar sobre suas experiências e o que acham ser melhor para elas, mas os preconceitos atrapalham. No entanto, o privilégio de ser uma pessoa magra significa, infelizmente, que suas vozes são muito mais ouvidas. É essencial que as pessoas não marginalizadas lutem contra todos os tipos de opressão: para viver em um mundo igual para todas as formas, tamanhos, gêneros, raças e capacidades, aquelas que são privilegiadas devem resistir aos preconceitos e gritar mais alto porque é do interesse de *todos* nós.

Como você se sente sobre a maneira como tenho usado a palavra "gordo" até agora? Eu sei que pode ser chocante ouvir, então por que usar? A autora e criadora de conteúdo Stephanie Yeboah, que é uma mulher Negra e gorda, me explicou sua opinião sobre a importância de usarmos essa palavra: "'Gordo' é usada há muito tempo no léxico geral como um insulto àqueles que vivem em corpos maiores", declarou. "Assim como palavras descritivas semelhantes, como "magro", "alto", "Preto" e "branco", gordo é uma palavra que existe apenas para descrever a forma dos corpos que armazenam gordura extra."

"Ao longo dos anos, aprendi a reivindicar a palavra em uma tentativa de recuperar o poder e acabar com a negatividade que a sociedade colocou nela. Sou gorda porque tenho gordura extra. A gordura não me torna indigna, feia ou indesejável. Me torna gorda! Se nos chamarmos de gordos, isso não poderá ser usado contra nós."

O que faz sentido: para quem vive em uma sociedade determinada por ofensas e marginalização de pessoas

"A gordura não me torna indigna, feia ou indesejável."

STEPHANIE YEBOAH

gordas por conta de um padrão de beleza arbitrário, reivindicar a palavra e deixá-la perder suas conotações negativas é poderoso e libertador. "Gordo" não é algo pejorativo, mas sim um adjetivo. Entretanto, as pessoas magras deveriam usar a palavra para descrever esse tipo de corpo? Eu perguntei a Yeboah. "Para remover o estigma e a negatividade geral da palavra, eu encorajo as pessoas não gordas a usarem-na no cotidiano, pois esperamos que ela se torne mais normalizada na sociedade. Minha esperança é que, no futuro, todos possam usá-la apenas como uma característica de um corpo e nada mais", afirmou.

No entanto, embora seja importante começarmos a normalizar a palavra, também precisamos ter em mente que, dado que vivemos em mundo que é contra gordura, uma abordagem suave é imprescindível. "Hoje em dia, o uso da palavra 'gordo' ainda encontra resistência de pessoas gordas que não estão tão avançadas em sua jornada de amor-próprio quanto outras. E é compreensível! Levará muito tempo para chegarmos a um ponto em que desaprenderemos todas as narrativas negativas e tóxicas que cercam essa palavra", comenta Yeboah. Ela aconselha analisar o caso antes de usar a palavra e garantir que suas amigas gordas se sintam à vontade com você usando a palavra na frente delas ou descrevendo seu corpo: é importante que deem consentimento.

Isso levanta uma questão: como você sabe quando alguém é gordo? Em que ponto específico alguém passa de "não gordo" para "gordo"? Não sou qualificada para responder, então vou citar a ativista e autora Aubrey Gordon, que é gorda, de um artigo que ela escreveu para a plataforma de publicação *Medium*: "Na verdade, não há respostas claras... toda definição de gordura é muito falha na pior das hipóteses e relativa, na melhor.

Os padrões de IMC foram manipulados ao longo do tempo, ajustados principalmente em 1998, quando milhões de norte-americanos foram dormir com corpos avaliados pelo índice como saudáveis e acordaram com o decepcionante excesso de peso, ou pior, a repudiada obesidade", escreveu.

Além disso, a definição de gordura varia de acordo com o país, cultura, família e pessoa. Gordon escreveu: "Como uma pessoa gorda, tudo em que posso confiar é na identidade própria. Se você, no fundo do seu coração, sabe que é gorda, então você é… Eu escolho acreditar nas pessoas que me dizem que são. Mas quando procuro minha comunidade gorda — a qual chamo de lar — penso em pessoas unidas por experiências de exclusão generalizadas e inevitáveis. Não só pessoas que foram chamadas de gordas, afinal todos nós já fomos, mas pessoas que são impedidas de ter acesso às suas necessidades básicas apenas devido ao seu tamanho. Não só pessoas que lutam para encontrar roupas de que gostam, mas pessoas que lutam para encontrar roupas em geral… Para minha comunidade gorda, nosso tamanho não é apenas uma preocupação interna, é uma realidade externa inescapável."

Eu sei que é uma zona nebulosa e lamento não poder deixá-la mais clara, mas acredito que o essencial é o consentimento antes de rotular alguém como uma pessoa "gorda", enquanto ainda pode se referir à população gorda em geral como "gorda" sem medo do termo.

No entanto, há duas palavras que não usarei neste capítulo — "obesidade" e "excesso de peso". E peço que você também reconsidere o uso delas. Vamos entender o porquê. "Excesso de peso" é estúpido e não requer muita explicação porque… acima *de que* peso?! Simplesmente não faz sentido.

Originalmente inventado pelos serviços médicos como um termo para discutir potenciais riscos à saúde associados à gordura, "obesidade" agora uma palavra usada para estigmatizar e discriminar. Todos nós já vimos as manchetes alarmantes sobre a "epidemia de obesidade" e, no entanto, o termo é muitas vezes usado para o governo usar comunidades como bode expiatório e distrair a sociedade de outros problemas, como a pobreza, e agora é usado de forma comum como um insulto às pessoas gordas. É também uma palavra cuja definição é construída em terreno muito instável: em termos médicos, "obesidade" se aplica a qualquer pessoa com IMC de 30 ou superior. E, como vimos, o IMC é... bastante duvidoso, para não falar outra coisa.

Basicamente, "obesidade" e "excesso de peso" agora estão entrelaçados com a gordofobia.

Claro que essa discriminação é agravada quando a pessoa gorda é marginalizada em outra área, por causa de raça, gênero, sexualidade ou deficiência, por exemplo. Yeboah explica: "Existir em um corpo que cruza várias intersecções (gordo, Negro, peles mais escuras) dá ampla oportunidade para as pessoas abusarem, regularem e praticarem discriminação contra ele. As mulheres Negras gordas têm que navegar neste mundo de forma muito diferente das mulheres brancas gordas, pois estas ainda têm o privilégio de serem brancas, o que sempre será um padrão de beleza. Não apenas isso, mas às mulheres brancas são oferecidas graça, tolerância e um ar de inocência que as mulheres Negras nunca recebem."

Falar sobre gordofobia é definitivamente um dos tópicos mais difíceis de abordar neste livro, porque estou tentando descrever e explicar uma forma de discriminação à qual nunca fui submetida. Sim, eu não pareço muito com a modelo que você costuma ver em propagandas, mas me benefício do privilégio da magreza e meu corpo é aceito pela sociedade. Além do fato de que sou branca. Não enfrento e nunca enfrentei opressão sistêmica pela minha aparência.

O privilégio da magreza significa, de acordo com a ativista antidieta e nutricionista Christy Harrison, "que em virtude de alguma característica do seu corpo — neste caso, estar abaixo de um certo peso — você tem maior acesso a recursos e enfrenta menos discriminação na sociedade do que pessoas sem essa característica".

Quando falo sobre o privilégio da magreza no Instagram, muitas vezes me deparo com muita confusão: "Como posso ser privilegiado se não me sinto magro?" ou "Como posso ter privilégios se odeio meu corpo?". A resposta é que você não precisa se sentir magra ou gostar do seu corpo para ter o privilégio da magreza — isso não é um sentimento, é um tipo de corpo. É como você é visto e tratado pelo mundo exterior. Você pode não se sentir magro, mas não significa que sofra discriminação por conta do tamanho do seu corpo. Você pode não gostar dele, mas ainda é capaz de viver sem o estresse adicional de ter que se preocupar em não poder comprar roupas ou caber em assentos de avião. Você ainda pode comer em público sem se preocupar em ser humilhado.

Quando eu estava no momento mais difícil do meu distúrbio alimentar e meu corpo estava muito fraco, ainda tinha privilégios magros. A negatividade que carregava em mim mesma *não foi* reforçada pela sociedade em nenhum momento.

Body shaming NUNCA é bom – não importa sua forma ou tamanho.

Há também a questão de "Bem, como posso ter o privilégio da magreza se as pessoas me criticam pelo meu corpo magro?". É claro que indivíduos de todas as formas e tamanhos recebem comentários sobre sua aparência — e pessoas magras muitas vezes recebem comentários como "Coma um hambúrguer!" ou "Mulheres de verdade têm curvas" (um termo bem grosseiro porque todas as mulheres são de verdade) — e isso nunca é aceitável. *Body shaming* NUNCA é bom — não importa sua forma ou tamanho. Mas a humilhação por conta da magreza não é o mesmo que o preconceito sistêmico e avassalador que sabemos que existe contra os corpos gordos e acredito que todos podemos reconhecer essa diferença sem amenizar o que sofremos.

A gordofobia é comum e aparece de diversas maneiras. Está arraigada na cultura Ocidental e, muitas vezes, nem temos consciência disso. Stephanie Yeboah detalha algumas de suas experiências com o preconceito contra seu peso: "Como uma pessoa gorda (tamanho 54 no Brasil), passei por várias experiências com gordofobia que surgiram principalmente na área de saúde, em relacionamentos e muitas vezes apenas saindo em público. Já tive experiências que, ao visitar o médico para falar sobre problemas de pele/contusões, ao olhar meu corpo, ele me convidou a subir na balança, citando meu peso como o motivo dos hematomas. Também tive meu peso apontado como o motivo da minha asma, apesar de meu pai e irmão, que são magros, também terem a doença (na verdade, é algo que herdei). Isso mostra que os meus problemas de saúde não são abordados com qualquer tipo de cuidado ou grau de seriedade, o que, em longo prazo, pode ser fatal se eu tiver uma doença grave que não foi tratada devido à suposição de que meu peso é o problema."

Esse aspecto da gordofobia é particularmente problemático, pois o estigma do peso é uma ameaça perigosa à saúde — e não se limita a sofrimento psicológico e doença física, também se estende ao risco de mortalidade.[23] Isso pode ocorrer por vários motivos: como Stephanie mostrou, os médicos muitas vezes se recusam a olhar além do peso para tratar a saúde física, o que pode levar a lapsos no procedimento; o sistema de saúde é muitas vezes mal preparado para pessoas gordas, pois é projetado para magras, com máquinas para diagnósticos, como tomografia computadorizada e ressonância magnética, que não foram construídas grandes o suficiente; cirurgiões muitas vezes se recusam a operar pessoas gordas; as doses dos medicamentos em geral são baseadas em corpos magros e as pessoas gordas são menos propensas a ir ao médico até que seja absolutamente necessário, devido ao preconceito que enfrentam. Como o câncer, por exemplo, acredita-se que pacientes gordos tenham piores resultados e maior risco de morte, de acordo com o Dr. Clifford Hudis, executivo-chefe da Sociedade Americana de Oncologia Clínica.

Os perigos do estigma com o peso chegaram na mídia recentemente depois que uma norte-americana chamada Amanda Lee, de 27 anos de idade, usou o TikTok para detalhar sua experiência com o sistema médico. Amanda sofria de cólicas abdominais há meses, a ponto de afetar seu funcionamento diário e seus hábitos alimentares. Quando ela descreveu ao médico que a dor a impedia de comer, ele respondeu: "Talvez isso não seja tão ruim." Ele se recusou a fazer exames em Amanda e ela saiu com uma receita para infecção urinária (inexistente). No carro após a consulta, Amanda chorou ao explicar sua experiência e o vídeo se tornou viral. Estimulada a obter uma segunda opinião, Amanda visitou uma médica e passou de imediato por uma colonoscopia — um grande tumor foi encontrado em seu cólon e ela foi diagnosticada com câncer em estágio três. Infelizmente, existem muitas outras histórias semelhantes e elas mostram o quanto o estigma com o peso continua sendo perigoso para a vida.

Para Stephanie Yeboah, é compreensível que ser vítima de gordofobia teve um grande impacto em sua saúde mental e física: "Me afetou muito durante os vinte e poucos anos, o que me levou a experimentar diferentes programas de dieta, além de jejuar. Eu fiz meu corpo passar por um inferno e fiquei doente devido à extrema perda de peso. Minha autoestima estava muito baixa, pois não me considerava digna o suficiente para ser amada, desejada ou querida."

A vida amorosa também tem sido problemática para Yeboah como uma mulher gorda: "Em relacionamentos, eu estive em várias situações em que, apesar de anexar uma foto de corpo inteiro à minha biografia do aplicativo de namoro, os homens terminavam os encontros citando meu peso como a razão pela qual eles não podiam mais continuar a se relacionar. Eu recebo uma enxurrada de mensagens de homens com fetiches que objetificam meu corpo, além do fato de ter sido vítima da pegadinha *'Pull a Pig'*, em que um grupo de amigos desafia um deles a dormir com uma mulher gorda por dinheiro."

Lembro-me de ler um artigo que Yeboah escreveu sobre sua horrível experiência com a pegadinha *"Pull a Pig"*, na qual ela foi enganada por um homem que foi desafiado a "pegar uma garota gorda" e receber uma quantia que seus amigos haviam arrecadado. Vai além de nojento — não tenho palavras que façam justiça a quanto isso é horrível e como deve ter feito Yeboah se sentir. Lendo o artigo dela, fiquei *chocada* e abriu meus olhos para apenas um pouco do que as pessoas gordas enfrentam vivendo nesse mundo gordofóbico e dominado pela cultura das dietas: é totalmente desumano. Fico triste e envergonhada por ter sido necessário ler isso para que eu começasse a entender o quanto as pessoas gordas são tratadas mal e como deve ser muito exaustivo e doloroso. Felizmente, Yeboah fez muita terapia e trabalhou em seus problemas de imagem corporal e está muito melhor hoje. Ela agora compartilha um conteúdo incrível de estilo de vida junto com a sua jornada de amor-próprio e, caso queira, é uma ótima indicação de conta a ser seguida no Instagram.

Embora existam tantas manifestações cruéis de gordofobia, às vezes, sua presença pode ser mais sutil, disfarçada de "preocupação" com a pessoa gorda: comentários como "Estou preocupado com sua saúde" e conselhos não solicitados sobre perda de peso, chamados de maneira conveniente de "trolagem em forma de preocupação".

Outros exemplos de trolagem em forma de preocupação incluem:

- "Eu só quero que você coma coisas mais saudáveis."

- "Acho que é uma boa ideia observar seu peso."

- "Você está colocando a sua saúde em risco se continuar assim."

- "Por que você não tenta fazer exercícios?"

- "Você poderia tentar comer menos porcaria."

- "Eu apenas me importo com você."

Essa atitude preocupada pode se originar de uma crença de que a magreza equivale a uma boa saúde e a gordura equivale a problemas e, portanto, esses comentários podem ser bem-intencionados, mas seu impacto é muito negativo — e pouco produtivo. Criticar as pessoas para que percam peso não funciona: em um estudo histórico com 2.600 pessoas, a pesquisadora Janet Tomiyama descobriu que ouvir "você está muito gorda" na verdade aumentava o ganho de peso ao longo do tempo, bem como, é claro, a alimentação descontrolada. A vergonha não é um motivador eficaz.

Outros exemplos mais sutis incluem a recusa a sentar-se ao lado de uma pessoa gorda no ônibus ou parabenizá-la por perder peso e dizer que está mais bonita (não está, apenas emagreceu). Ou uma pessoa magra dizendo para sua amiga gorda que "engordou" (sempre de forma a transmitir que não se sente bem consigo mesma porque o medo coletivo da gordura torna essa uma avaliação muito negativa).

Então qual é a solução? Como podemos combater essa crença tão arraigada e traiçoeira de que a gordura é algo para se envergonhar porque é o oposto do padrão de beleza que nós, no Ocidente, nos impomos por tanto tempo? O movimento "*body positivity*", ou positividade corporal, tem sido um grande tópico de conversa nos últimos anos: atualmente é uma das hashtags mais populares das mídias sociais. Parece bom, certo? Depois de uma vida inteira seguindo a cultura da dieta, ser otimista em relação aos corpos deve ser uma coisa boa... Eu, sem dúvidas pensava assim e, por um tempo, me considerei parte do movimento com orgulho. Estava mudando o diálogo interno em relação ao meu corpo, superando vários distúrbios alimentares e uma imagem corporal muito negativa para chegar a um lugar melhor — isso soava como positividade corporal para mim.

Mas o movimento não se trata disso. Ao contrário da crença popular, dizer "eu amo meu corpo" não significa que você tem "positividade corporal" no real sentido do termo: não me entenda mal, é fantástico e espero que um dia todas as pessoas neste planeta possam dizer que amam o corpo, mas é uma situação mais complexa. A positividade corporal tem origem na aceitação da gordura, um movimento político radical da década de 1960 que queria libertar os corpos gordos. Foi pensado principalmente por mulheres Negras, não brancas e gordas como um espaço seguro para viverem, protegidas de um mundo em que eram discriminadas e excluídas da sociedade.

Com a ascensão do Instagram em 2012, mulheres de todos os cantos do mundo puderam usar a hashtag #positividadecorporal para encontrar outras que eram marginalizadas, compartilhar apoio e conselhos e se sentirem aceitas. Mas, à medida que o movimento ganhou popularidade, seu significado foi distorcido e pessoas em corpos aceitos pela sociedade, como eu, começaram a utilizar a hashtag.

Isso saiu de controle e, hoje, a positividade corporal se transformou em um espaço dominado por corpos privilegiados e uma ferramenta publicitária, mercantilizada e adotada por marcas para ganho comercial com uma visão muito estreita de gordura: mulheres com corpo violão, barrigas retas e sem celulite que só não se encaixam por completo no padrão de beleza por usarem alguns tamanhos maiores. Essas mulheres não são marginalizadas, mas as suas imagens são usadas pelas empresas para entrar na onda da "positividade corporal". O que nos leva a apenas outro ideal de beleza — um que é inatingível para a maioria das mulheres gordas, mas que agora, segundo a mídia, as representa.

Isso exclui as pessoas gordas e especialmente as que são maiores; aquelas que são marginalizados de verdade e foram apagadas do único lugar em que se sentiam seguras. O movimento de positividade corporal agora se concentra nas experiências de pessoas que sofrem de preocupações com a imagem de seus corpos, em vez de pessoas gordas, deficientes, Negras, não brancas e trans, que lutam pelo direito de existir em um mundo que é contra elas de maneira natural.

"A prioridade deve ser dada aos corpos que lidam com opressão e abuso constantes no cotidiano, e essa visibilidade não deve ser centrada nos que se beneficiam do privilégio da sociedade", declara Stephanie Yeboah.

Muitas das pessoas para quem a positividade corporal foi feita não se alinham mais a ela — o que é compreensível. No entanto, é importante reconhecer as origens desse movimento, agora muito popular, e como ele continua a afastar as pessoas que precisam dele.

Como alguém que vive em um corpo privilegiado e fala de forma pública sobre imagem corporal, isso é algo que considero muito desafiador. Embora eu saiba que estou ajudando muitas mulheres a se sentirem melhor com seus corpos, incentivando a autoconfiança e a autoaceitação e denunciando os padrões de beleza, também sei que não há verdadeira liberdade corporal até que sejamos todos livres — e isso inclui a destruição da gordofobia. Por essa razão, faço um esforço conjunto para educar meu público sobre o preconceito com pessoas gordas (usando as experiências de outras mulheres) e amplificar as vozes de representantes com corpos marginalizados — mas estou sempre disposta a aprender e contribuir para tornar este mundo um pouco mais fácil para as pessoas gordas.

Então — para aqueles que SÃO privilegiados, o que podem fazer? Aqui estão algumas sugestões:

- Tome uma posição contra a gordofobia sempre que se deparar com ela. Não importa contra quem, não importa o quanto seja sutil e, mesmo se você se sentir desconfortável fazendo isso, se oponha. Denuncie a gordofobia em plataformas online.

- Acostume-se com a palavra "gorda" e seu uso como um descritor neutro.

- Se alguém se refere a si mesma como "gorda", não tente corrigi-la. Em vez disso, trabalhe para se livrar das associações negativas da palavra.

- Tente não se chamar de gorda se você não for.

- Evite as palavras "obesidade" e "excesso de peso".

- Procure representantes gordas, como Aubrey Gordon, Roxane Gay, SJ Thompson e Sonya Renee Taylor e ouça suas experiências. Acredite nelas e permita que te guiem em como tratar pessoas gordas.

- Abandone a conversa sobre dieta. Qualquer coisa que contribua para a cultura da dieta, que valorize a magreza acima de tudo, contribui e perpetua a gordofobia. Além disso, é prejudicial para as pessoas gordas ouvir sempre o quanto os outros estão tentando NÃO se parecer com elas.

- Evite comentar sobre o corpo das pessoas. Mesmo que você ache que está fazendo um elogio, parabenizar alguém por perder peso reforça a ideia de que corpo gordo = ruim e corpo magro = bom.

- Evite conselhos de saúde não solicitados. A menos que você seja médica e elas sejam suas pacientes, a saúde de outra pessoa não é da sua conta.

- Lembre-se de que gordura não significa necessariamente não ser saudável.

- Fique de olho no seu diálogo interno. Desafie-se quando surgir um pensamento de repulsa à gordura: questione-o e explore-o antes de eliminá-lo.

- Exija mais opções de roupa para mulheres gordas para marcas que se recusam a atender àquelas acima de um determinado tamanho.

- Lembre-se de que as pessoas gordas também sofrem de distúrbios alimentares.

Eu realmente espero que este capítulo tenha destacado a importância crucial de acabar com a gordofobia, porque é essencial. Ninguém merece ser maltratado — ou tratado de forma diferente de qualquer outra pessoa — pela aparência. E, como discutimos antes, para que as pessoas gordas existam em um mundo sem opressão, as magras precisam gritar bem alto e ajudar a acontecer.

CAPÍTULO 6

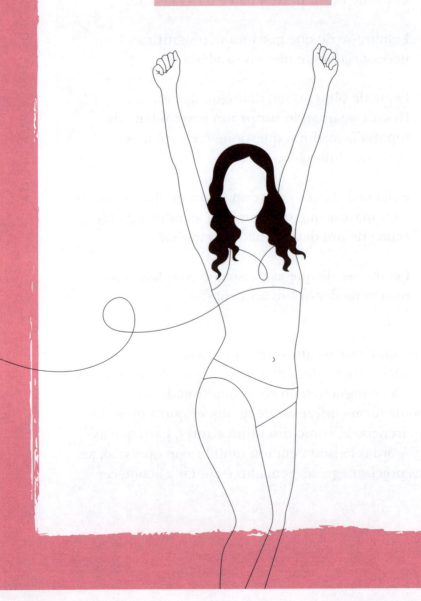

A beleza é apenas uma tendência

Você se lembra daquele livro da sua adolescência?

Lembro-me como se fosse ontem de passear pela livraria local da minha cidade na adolescência e encontrar o livro *Does My Bum Look Big in This?* [sem tradução no Brasil]. Ele consolidou pequenos fragmentos de conhecimento que eu absorvi de outros lugares como televisão, cinema, revistas e de alguns adultos na minha vida: não é bom ter um bumbum grande, você não quer ter formato de pera.

Ao voltar para casa, fiquei de costas para o espelho e tentei girar a cabeça o máximo possível para ver como era meu bumbum — era grande? Eu não tinha certeza, era algo que eu não tinha considerado antes. Acabei pegando outro espelho e posicionando-o na minha frente para que eu pudesse ter uma visão completa da minha bunda. Tive sorte de que esse requisito em particular não me afetava, conseguia notar que tinha um traseiro de tamanho normal, mas imagino que a percepção de que BUMBUNS GRANDES SÃO RUINS poderia ter sido muito angustiante para aquelas com uma bunda maior.

Após 15 anos ou mais, o bumbum voluptuoso se tornou a tendência corporal mais cobiçada — com pessoas em todo o mundo sendo encorajadas a "aumentar" suas nádegas, por meio de exercícios ou de outra forma. A revista *TIME* argumenta que esse desejo por corpos mais curvilíneos ocorreu em partes por culpa da obsessão global com a família Kardashian, como foi exemplificado em 2014 na capa da revista *Paper*, na qual Kim derramava champanhe em uma taça que estava equilibrada em sua bunda. Muitos compararam essa imagem de Kim com as de Saartjie Baartman, uma mulher Negra sul-africana do século XIX que foi exibida para o público europeu como objeto de curiosidade, não de enaltecimento. A potencialização de características estéticas que são tidas como exóticas e discriminadas em mulheres Negras foram feitas por Kim para vantagem própria e exemplifica a apropriação da cultura Negra, o que é chamado de *blackfishing*, além de levar mulheres, principalmente as jovens, a tentar alcançar um físico mais curvilíneo a todo custo (voltaremos nisso em breve).

O que isso demonstra é que a cultura da dieta não lucra apenas da noção de que ser "magro" é o objetivo final: a cada ano, surge uma nova forma de corpo "ideal" e as regras do jogo mudam. O novo formato cobiçado ainda quase sempre permeia a magreza, apenas com características diferentes (e na maioria das vezes são eurocêntricas, apesar do mundo multicultural em que vivemos) — e somos encorajados a desejar essa forma específica e a alcançá-la sem importar o risco, mesmo que esteja em desacordo com o nosso corpo de maneira fisiológica.

Alguns anos atrás, tirei uma foto minha e fiz uma edição de acordo com a forma ideal do corpo de cada década, desde 1950 até hoje. O post viralizou: foi compartilhado milhares de vezes, fui contatada por várias fontes internacionais de notícias e até apareci em um *talk show* nos Estados Unidos para discutir o assunto. Fiquei surpresa com a rapidez com que se espalhou, mas acho que sei o porquê: todos temos o conhecimento consciente ou inconsciente de que as tendências corporais existem e, no entanto, deixamos isso de lado. É apenas a "regra", algo que está tão arraigado em nossa cultura que não é contestado. Enxergá-la exposta por completo é difícil e destaca muito os danos, mas acho que também é reconfortante — é a prova perfeita de que não há nada de errado com nossos corpos; nós apenas achamos que sim porque estamos tentando fazê-los se adequar a uma percepção distorcida da perfeição que está em constante mudança.

As tendências corporais não são um fenômeno novo, elas existem há milhares de anos. Se voltarmos tempos atrás e

Não há nada de errado com nossos corpos; nós apenas achamos que sim porque estamos tentando fazê-los se adequar a uma percepção distorcida da perfeição que está em constante mudança.

olharmos para as esculturas da Idade da Pedra, veremos que a forma desejada era a gorda, como comprovam artefatos como a famosa Vênus de Willendorf, uma escultura de uma mulher gorda com seios grandes. Na Grécia Antiga, Afrodite, deusa do amor, da beleza, do desejo e da fertilidade, era muitas vezes retratada com curvas.

Como exploramos no Capítulo 1, a forma que o corpo de uma mulher "deveria" aparentar praticamente mudou a cada década: do formato de violão da Era Vitoriana, alcançado fácil com a ajuda do espartilho, até a magreza "*heroin chic*" da década de 1990 e de volta ao violão em 2010, mas, desta vez, de forma mais extrema.

No entanto, foi a década de 1990 e o início da década de 2000 que tiveram o efeito mais profundo na minha imagem corporal. Jovem e sem bom senso, perspectiva ou experiência para entender que as tendências de beleza e o ideal que nos é imposto vão mudar — assim como a moda —, fui bastante influenciada pela glorificação da estética "tamanho zero" e "*heroin chic*" (magreza extrema, delineador borrado, cabelo bagunçado e pele pálida). A febre do "tamanho zero" (no padrão estadunidense, enquanto no Brasil equivale ao tamanho 34 ou também a uma cintura de 58 centímetros), teve, sem dúvida, um impacto em muitas pessoas — e o motivo de sua invenção está no tamanho da vaidade. A designer norte-americana Nicole Miller é creditada de modo oficial pela criação do "tamanho 0": "Em determinado ano, nosso gerente de vendas queria aumentar o tamanho das roupas e começamos a nos referir ao tamanho oito como seis", disse ela à revista *Hollywood Reporter*. "O que resultou na perda de clientes com medidas pequenas, então tivemos que adicionar o zero. Ocasionalmente, também fizemos alguns extra zeros." Basicamente, as marcas perceberam que quanto menor o tamanho em que um consumidor se encaixava, maior a probabilidade de compra, então começaram a diminuir cada vez mais os números. Isso criou a necessidade de tamanho zero e extra zero e a tendência começou a tomar forma como um símbolo de estado ideal. Foi perpetuado por celebridades magérrimas, incluindo Nicole Richie, Lindsay Lohan e Mischa Barton e sua estilista Rachel Zoe, que era bem magra e ficou famosa por se recusar a trabalhar com clientes acima do tamanho zero. Ela negou veementemente essas alegações.

Não acho que seja coincidência que a anorexia nervosa tenha sido o transtorno mental com a maior taxa de mortalidade em 2011.[24]

Eu idolatrava os corpos de certas modelos e celebridades: Kate Moss e as gêmeas Olsen eram minhas principais fontes de "inspiração magra" e eu vivia de acordo com o (im) popular mantra de Kate: "Nada tem um gosto tão bom quanto a sensação de magreza." Eu sei, me dói escrever isso. Eu só queria ser como elas e me sentia mal com o fato de que minha figura curvilínea por natureza estava tão em desacordo com o "ideal" que eu queria alcançar. Acredito que isso se tornou tão arraigado em mim que foi um dos principais motivos pelo qual fiz uma redução de mama durante meus 20 anos de idade, para tentar parecer "mais reta dos pés à cabeça". É meio difícil admitir isso (inventei desculpas sobre fortes dores nas costas para quem questionou por que eu estava fazendo o procedimento), mas é a verdade. Não me arrependo da redução de mama — tudo o que fiz faz parte da minha história e a razão de fazer o que faço hoje — mas me pergunto se teria sido tão coagida a fazer o procedimento se as curvas tivessem sido cobiçadas enquanto crescia e tomava consciência do meu corpo.

"Tonificado" era a palavra que estava na moda no início da década de 2000, com o aumento da popularidade do desfile da Victoria's Secret e suas modelos esbeltas e musculosas, e Britney Spears provocou uma febre por abdomens definidos devido a suas roupas curtas. A incidência de transtornos alimentares no Reino Unido aumentou de 32,3 a cada 100 mil pessoas em 2000 para 37,2 em 2009.[25]

Kim Kardashian e sua família inauguraram novos ideais de corpo curvilíneo com o programa de televisão *Keeping Up with the Kardashians* em 2007. Na década de 2010, o ideal era um corpo violão exagerado — seios fartos, cintura fina, barriga lisa e quadris grandes. Enquanto muitos elogiaram as Kardashians por mostrarem às mulheres que elas não precisavam ser magras, elas criaram um novo ideal igualmente inatingível, se não mais — e é de conhecimento público que elas alcançaram seus físicos usando procedimentos estéticos.

Kim tem sido acusada de esculpir seu famoso traseiro por meio de cirurgias, embora ela tenha negado veementemente todas essas alegações. Sua negação não impediu que meninas e mulheres recorressem a tais medidas para imitar a estrela: o procedimento *Brazilian bum lift*, também conhecido como BBL, no qual a lipoaspiração é usada para remover a gordura do corpo (geralmente do estômago) antes de passar um processo de purificação e ser reinjetado nos quadris e bumbum, aumentou 77,6% de 2015 para 2020.[26]

Somente em 2020, houve 40.320 cirurgias de aumento de bumbum[27] — isso inclui implantes e enxerto de gordura (BBL) — e, de acordo com dados de busca do Google, "BBL" foi pesquisado cerca de 200 mil vezes por mês entre janeiro e maio de 2021.[28] Essas estatísticas são chocantes — principalmente quando você considera as consequências do procedimento. O processo de cicatrização é longo e intenso. As pacientes não podem se deitar de costas ou se sentar diretamente sobre suas nádegas por um período mínimo de três semanas e são obrigadas a usar uma roupa justa que reduz o inchaço, mas é a taxa de mortalidade que é preocupante. Em 2018, a Sociedade Americana de Cirurgiões Plásticos estimou que a taxa de mortalidade por BBL era de 1 em 3 mil, tornando-a "com uma taxa de morte muito maior do que qualquer outra cirurgia estética". Esse risco se deve a danos aos vasos sanguíneos durante a cirurgia, o que permite que a gordura entre na corrente do sangue e cause um bloqueio do fluxo.

Os padrões melhoraram em 2020, quando um estudo sobre a taxa de mortalidade por BBL estimou uma taxa de cerca de 1 a cada 14.952.[29] Melhor, mas ainda um risco bastante aterrorizante, quando se considera que o motivo da cirurgia é apenas estético e para seguir uma tendência. Não estou julgando pessoas que decidem fazer cirurgia plástica — é o seu corpo e a escolha é sua. Apenas acredito que vale a pena destrinchar seu desejo de passar por um procedimento estético: isso vem da autoaversão, de uma crença profunda de que seu corpo está errado porque lhe foi dito diversas vezes? Vale a pena explorar e mudar de ideia para ver se a cirurgia é *realmente* a resposta (as pessoas muitas vezes fazem a cirurgia com o objetivo de melhorar a autoestima, mas depois descobrem que não deu certo). Porém, é sua escolha, então sem julgamentos, e eu falo sério.

É preocupante que as mulheres, principalmente jovens, estejam optando pelo BBL para alcançar uma tendência de corpo que é quase garantido que sairá logo de moda (talvez já esteja quando você estiver lendo este livro...). Porque é o que acontece com todas essas tendências corporais, como a história exemplifica: elas entram na moda, são cobiçadas em todo o mundo e as mulheres se esforçam ao máximo para alcançá-las, e então nos fissuramos em outra coisa. Não é justo com mulheres jovens e vulneráveis. Lembro de como eu era uma adolescente confusa, com um medo repentino de ter um bumbum grande, então avançamos apenas uma década ou mais e estamos tão convencidos de que *temos* que ter bumbum grande que as pessoas arriscam a vida por uma cirurgia. Isso mostra o quanto a busca por uma tendência é falsa.

As redes sociais têm sido fundamental para quebrar o tabu sobre a cirurgia plástica. Com acesso infinito às nossas celebridades e influenciadoras favoritas, estamos mais cientes do que acontece nos bastidores — incluindo cirurgias. Isso removeu o estigma e tornou mais habitual e aceitável para que pessoas comuns se submetessem a procedimentos.

Isso é, infelizmente, agravado pelas microtendências corporais que as redes sociais são responsáveis por criar e perpetuar para uma audiência mundial. Nos primeiros anos do Instagram, por volta de 2013, a tendência do *"thigh gap"* viralizou e as mulheres olhavam para o espaço (ou falta dele) entre as coxas como forma de medir a "beleza" das pernas.

Pouco depois, surgiu a *"bikini bridge"*, em que a parte de baixo do biquíni fica suspensa entre os dois ossos do quadril, criando um espaço entre a peça e o abdômen inferior. Eu sei, parece totalmente ridículo, mas foi uma coisa muito real que se espalhou pelas redes sociais e provocou uma enxurrada de fotos de celebridades e influenciadoras — imagens que antes teriam sido exibidas apenas em sites pró-anorexia.

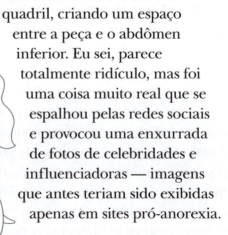

Foi nessa época que a moda do exercício *The Skinny Bitch Collective* (SBC) ganhou destaque nas redes. Inventado pelo *personal trainer* Russell Bateman, o SBC era um treino apenas para convidados, divulgado por estrelas como Nicole Scherzinger, Ellie Goulding e Millie Mackintosh. Basicamente, você tinha que ser uma celebridade ou modelo para participar e, embora nunca tenha sido declarado de modo explícito que garotas gordas não podiam participar, Russell uma vez afirmou: "Não é nada interessante para mim tornar alguém acima do peso um pouco menos acima do peso." De fato, nunca houve qualquer indicação de que alguém que não fosse "magro" tivesse recebido um convite.

Devido ao meu papel jornalístico, participei de uma das aulas. Fiquei surpresa com as outras garotas na sessão: altas, bastante magras e tonificadas — parecia que eu estava cercada por *angels* da Victoria's Secret. Saí me sentindo bastante inadequada, embora meu peso estivesse bem baixo naquele momento.

Em 2015, houve uma reação coletiva contra o ideal "magro" que dominou as redes sociais e o foco mudou para "forte": você sabe, a famosa hashtag *#strongnotskinny*. Influenciadoras *fitness* como Kayla Itsines ficaram famosas por seu físico magro e forte, com abdômen definido e braços musculosos. Ela lançou uma rotina de exercícios, o *Bikini Body Guide* (BBG), para seus milhões de seguidores, incluindo eu, minhas colegas de trabalho e amigas, por um preço mais baixo e sem a necessidade de equipamentos especiais de ginástica para que pudéssemos "melhorar" nossos corpos em casa. Mas a rotina em si era complicada e difícil de entender e mantê-la levava tempo. Minhas amigas e eu tínhamos um grupo de WhatsApp dedicado ao nosso compromisso com o programa. Embora não consiga encontrar dados exatos sobre quantos foram comprados, sua plataforma informa o valor arrecadado pelas vendas foi de 430 milhões de dólares em 2021.

A fase *#strongnotskinny* ou "forte é o novo magro" foi elogiada por muitos como uma mudança na cultura da dieta. Mas a *hashtag* era simplesmente a cultura da dieta vestida com roupas novas: em vez de se concentrar em parecer magra, havia uma ênfase em parecer magra *e* em forma. Em vez de uma nova dieta dizendo o que comer e o que não comer, era um *personal trainer* ou um influenciador *fitness* de redes sociais. A força tornou-se outro padrão para se conformar e uma distração do fato de que nossa cultura é muito gordofóbica. Isso não é surpresa: a cultura da dieta é muito experiente em se reformular e *#strongnotskinny* está longe de ser o único exemplo — a tendência de "bem-estar" é outra. Com a publicidade e o marketing das dietas trabalhando de maneira incansável para acompanhar as tendências atuais e a opinião pública, ela se reinventa com a promessa de empoderar, ao mesmo tempo impõe mais regras sobre como devemos ser.

No final de 2015 e no começo de 2016, corpos mais cheios começaram a ganhar popularidade. Depois que Robyn Lawley foi a primeira modelo plus size a aparecer na edição de roupas de praia da revista *Sports Illustrated* e o estilista Christian Siriano incluir outras cinco em seu desfile durante a Semana de Moda de Nova York, Iskra Lawrence, Ashley Graham e Hunter McGrady, famosas nas redes sociais, começaram a ganhar reconhecimento. A hashtag *#mermaidthighs* começou a virar tendência, com os usuários aceitando suas coxas mais grossas. Embora tenha sido, sem dúvida, um movimento positivo em muitos aspectos, a maioria dessas mulheres plus size tinha uma coisa em comum: uma barriga bastante reta, braços e rosto relativamente finos e um corpo violão. Embora tenha sido libertador para muitos — inclusive para mim — vê-las se aceitarem sem remorso, a tendência continuou a banir as pessoas gordas que permaneciam marginalizadas.

Isso porque é claro que as mulheres gordas nunca estão "na moda". É importante considerar que, embora as modelos "plus size" como Ashley Graham tenham se tornado populares, seus corpos ainda são aceitos pela sociedade. Pessoas gordas que sofrem nas mãos de uma sociedade gordofóbica nunca ficaram no centro das atenções: por quê? Suspeito que seja porque fomos tão condicionados a ser antigordura — de modo que a cultura da dieta, a crença de que a magreza é a melhor coisa que um ser humano pode alcançar e, posteriormente, a indústria dietética, prospera, permitindo que as pessoas continuem lucrando com o desejo de ser magra — que ser gordo está muito longe de ser cobiçado. E assim nunca é.

O conteúdo pró-anorexia — também conhecido como "*thinspiration*" e muitas vezes um material online que promove magreza e comportamentos relacionados à anorexia — retornou em 2017, com o surgimento da caixa torácica visível como uma tendência, imagino que motivada por imagens de Bella Hadid de biquíni com as costelas à mostra. Inúmeras celebridades aderiram a essa tendência, compartilhando suas fotos. No ano seguinte, a internet se orgulhava com o surgimento de uma nova tendência do espaço entre as coxas: o "*Toblerone tunnel*". Eu sei, também não acredito que estou escrevendo sobre isso, mas aqui estamos. Inspirada na famosa barra de chocolate triangular, a ideia por trás dela era que as pessoas que tinham um "*Toblerone tunnel*" poderiam colocar um Toblerone entre a parte superior das coxas. Eu… não sei o que dizer. A inspiração parecia ser as fotos do Instagram da modelo Emily Ratajkowski, que não apoiou publicamente a tendência.

Felizmente, a fase do "*Toblerone tunnel*" não durou muito, mas "*slim thick*" tomou as rédeas em 2019. De acordo com o Urban Dictionary, dicionário online de gírias e frases

A cultura da dieta é bastante inteligente em reconhecer um "problema" e oferecer uma "solução" — por um preço, é claro.

em inglês, esse termo descreve "uma mulher com coxas grandes/tonificadas, bumbum redondo, quadris de tamanho comum e uma barriga lisa/tonificada". Coxas grandes, mas zero celulite, é claro. Esse visual é incorporado por Kim Kardashian, Beyoncé e J-Lo, e imitado por milhares de influenciadoras digitais, sem dúvida levando ao aumento das taxas de cirurgia plástica à medida que pessoas comuns tentam alcançar o visual da vez. Uma microtendência originada do *slim thick* foi o *thighbrows* — desencadeado por Kylie Jenner, essa é a dobra que aparece entre as coxas e o quadril quando você se senta. Mais uma vez, estou quase sem palavras. E um pouco confusa.

À medida que a pandemia da covid-19 atingiu o mundo em 2020, o uso das redes sociais aumentou e a plataforma de compartilhamento de vídeos TikTok explodiu em popularidade, ultrapassando mais de 2 bilhões de downloads globais em abril de 2020. Menos regulamentado que o Instagram, que tinha certos filtros para monitorar conteúdo sensível, tendências pró-anorexia prosperaram no aplicativo e as adolescentes começaram a participar de desafios como o da cintura A4, que julgava que sua cintura não deveria ultrapassar uma folha de papel A4. Havia também o desafio da clavícula, que incentivava as participantes a verem quantas moedas conseguiam equilibrar no osso, com a ideia de que quanto mais visível ele fosse, mais moedas poderiam ser equilibradas. Aterrorizante.

A maioria dessas tendências foi transformada em mercadoria: as cintas modeladoras ficaram mais populares depois que a tendência *slim thick* surgiu, prometendo remodelar sua barriga usando força (pesquisas surgiram desde então relatando que a peça pode danificar órgãos vitais e prejudicar o sistema digestivo, mas ainda é bastante popular — a rede de loja de departamento do Reino Unido, Selfridges, ainda tem uma versão de 74 libras atualmente disponível para compra). As cintas modeladoras venderam manuais específicos para conquistar os espaços entre as coxas, enquanto a indústria vende milhares de produtos que prometem afinar os braços, acabar com a celulite e criar abdomens definidos. Porque você sabe, a cultura da dieta é bastante inteligente em reconhecer um "problema" e oferecer uma "solução" — por um preço, é claro.

Pesquisar e escrever sobre essas tendências tem sido bastante deprimente de várias maneiras. Em primeiro lugar, mostra quanta pressão tivemos que enfrentar de forma nítida — pense no efeito acumulativo de internalizar todos esses diferentes ideais e crenças sobre nossa imagem corporal.

Em seguida: onde estão essas tendências de corpo para homens? Sim, os homens não estão imunes aos padrões de beleza e, nos últimos anos, têm sofrido pressão para se tornarem mais musculosos, sem dúvida levando a muitos problemas com a saúde mental masculina e a autoestima, mas o foco na aparência é desviado para as mulheres de uma forma muito injusta. O patriarcado se beneficia do fato de as mulheres serem obcecadas por aparência e cada nova tendência que surge contribui para nos manter presas em uma sociedade patriarcal. Essa busca para atingir um certo ideal corporal limita nossa capacidade ao consumir nosso precioso tempo, energia e dinheiro, o que significa que estamos distraídas demais para sair e alcançar o que realmente seria valioso e importante.

Por último, é tudo tão... fútil. Tudo isso. Todas as tendências que exploramos nessas páginas. Para o que elas servem?

Como atender a tendência do momento enriquece nossas vidas? Que valor traz?! Principalmente quando, em um determinado momento, deixarem de ser vistas como desejáveis...

Todas elas ignoram completamente o fato de que somos todos únicos e isso é uma coisa *boa*. Todos nós temos diferentes DNAs, diferentes genes, e isso é uma parte maravilhosa da humanidade. Tentar manipular o corpo de acordo com a aparência da *celebridade do dia* remove e ataca parte da nossa identidade. Sem mencionar que leva à má imagem corporal, à baixa autoestima e a potenciais problemas de saúde mental.

Todos nós temos aparências tão diferentes e isso é tão incrível — imagine se fôssemos clones uns dos outros, o quanto isso seria chato? A diversidade é bela e deve ser celebrada em TODAS as suas diferentes maneiras, formatos e tamanhos. Apreciamos e valorizamos a diversidade entre as flores ou, minha analogia preferida, entre os cães (algum fã da Betty White por aqui?!). Existem muitas espécies diferentes de flores e raças de cães e, embora possamos ter um favorito, vemos a beleza e a alegria em todos. Por que não vemos os humanos dessa maneira? Suspeito que se o fizéssemos, não teríamos uma indústria de dieta tão próspera e lucrativa e as mulheres se rebelariam mais contra o patriarcado.

A busca pela construção de um corpo próximo ao que está na moda nos afasta ainda mais do que realmente nos faz feliz. A cultura da dieta e o patriarcado ditam que nossa aparência é o que define a felicidade e o sucesso, mas não é verdade. O que realmente traz satisfação é uma vida significativa construída pelas conexões que temos com os outros. Mais uma vez, você é o suficiente, exatamente como é.

CAPÍTULO 7

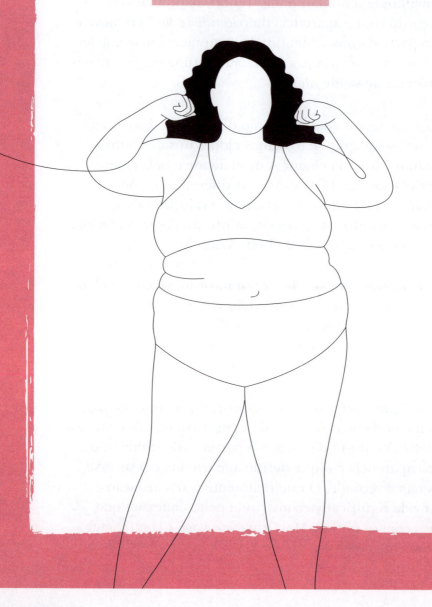

A sua aparência é o que menos interessa em você

CAPÍTULO 7 | 148 | SEU CORPO NÃO DEFINE QUEM VOCÊ É

Você está feliz com o seu corpo?

Ou você acredita que a vida só começará de verdade após "consertá-lo" — quando você finalmente atingir o corpo "perfeito"?

Se é assim que você se sente, não está sozinha: embora seja muito difícil quantificar uma porcentagem real, estudos sugerem que até 91% das mulheres estão insatisfeitas com seu corpo.[30]

Como acabamos de abordar, as tendências do corpo ideal estão em constante mudança e muitas vezes dependem de qual celebridade é a mais popular no momento. No entanto, de acordo com a história, as tendências têm se centrado em pessoas magras, cisgêneros, brancas, jovens e não deficientes, graças aos padrões de beleza muito limitantes, problemáticos e discriminatórios que a maioria de nós está acostumada no Ocidente. Isso está começando a mudar, mas não rápido o suficiente.

Nós internalizamos esses padrões de beleza e a indústria da dieta se aproveita do nosso desejo de alcançá-los — sem importar os meios. Fomos ensinados que a recompensa por alcançá-los é felicidade, sucesso, desejo e amabilidade. A cultura da dieta dita que qualquer que seja o problema, perder peso e buscar padrão de beleza é a solução.

Eu costumava acreditar que perda de peso e felicidade eram sinônimos, muitas vezes reforçados pela euforia que sentia ao ver os números descerem na balança e atingir uma meta (aleatória) que havia estabelecido. Mas essa euforia era apenas temporária e substituída de maneira rápida por um anseio de perder ainda mais, o que me incentivava a estabelecer e buscar uma nova meta. Fiquei presa nesse ciclo, me perguntando de forma constante qual seria o "objetivo" que me deixaria satisfeita. Claro que isso não aconteceu e acabei em tratamento para anorexia. Fiz o que achei que precisava fazer, o que me disseram que eu deveria fazer — reduzir o tamanho do meu corpo — mas não fiquei feliz, e sim doente e deprimida. Para o mundo exterior, para aqueles que não me conheciam bem, minha vida parecia glamourosa e radiante e eu provavelmente parecia contente com o meu corpo: o exibia em roupas apertadas e escrevia sobre moda, então, um estranho podia muito bem ter acreditado que eu estava vivendo um "sonho" — o que mostra que você nunca sabe o que está acontecendo de verdade com alguém e que magreza de fato não significa felicidade. O meu caso é um exemplo extremo, eu sei, mas acho que ilustra que quando acreditamos que aquilo que nos fará feliz está sendo apresentado pela cultura da dieta e pelas ações midiáticas com um objetivo (ganhar dinheiro), isso raramente acontece.

No entanto, a essa altura, sinto que é importante reconhecer e encarar algo que é bastante desconfortável. Embora seja verdade que viver no tipo de corpo magro que nos ensinaram a cobiçar não garanta imunidade às lutas da vida, é improvável que você sofra preconceito por conta de sua aparência. Basicamente, há uma polêmica de que a cultura da dieta se aproveita do fato de nos tratarem melhor quando estamos mais próximas do que é considerado "bonito" no momento, por isso se esforça para aumentar as inseguranças das mulheres e oferece uma solução para garantir essa felicidade.

A felicidade tem sido associada a uma determinada forma e tamanho do corpo (magro) e ao emagrecimento no mundo Ocidental. A Dra. Sara Dowsett[31] é uma psicóloga especializada em aconselhamento e terapeuta voltada para a alimentação intuitiva, com foco em insatisfação corporal e transtorno alimentar: "Os termos 'perda de peso' e 'felicidade' são muitas vezes usados como sinônimos por empresas de dieta", aponta Dowsett. "Uma rápida olhada nas capas das revistas deixa isso ainda mais claro: 'Perca peso, seja feliz', 'Perdi 30kg e consegui meu emprego dos sonhos' ou 'Sou mãe de dois filhos, perdi quase 26kg e recuperei minha confiança'". No entanto, conforme ela explica, a busca pela felicidade duradoura vai além da "beleza": "Por exemplo, se você continuar manipulando seu corpo por meio da restrição ou procedimentos estéticos para alcançar ou manter o corpo 'perfeito', então sim, por padrão, você recebe mais privilégios e aceitação dos outros de forma automática e, portanto, uma sensação de felicidade. Mas precisamos questionar qual é o custo emocional, físico e financeiro para você ao realizar um investimento contínuo em busca da beleza. Por exemplo, é possível chegar a um ponto em que você possa parar de investir em sua aparência externa ou essa é uma busca contínua a qual você deve aderir para manter o sentimento de felicidade? E embora você possa receber certos privilégios por atingir o 'ideal de beleza' e evitar o preconceito vindo de outros, significa que você evita de forma instantânea a discriminação vinda de si mesma? Já atingiu sua meta de peso e recebeu elogios de outras pessoas, mas ainda não se sentiu satisfeita com seu corpo? Se você respondeu sim, é porque baseia sua felicidade em uma medida externa e sempre que isso acontece a recompensa é temporária."

Esta é uma das declarações mais poderosas sobre imagem corporal que já li e resume muito bem a minha experiência: eu estava baseando minha felicidade em algo externo e, portanto, buscando-a no lugar errado. Conforme passei a acreditar, a felicidade não é algo que podemos descobrir de repente, mas sim encontrado dentro de nós mesmos; algo que muitas vezes é esmagado sob camadas de expectativas, pressões sociais e crenças falsas e internalizadas. Faz sentido para você? Espero que sim. Para mim faz.

Conforme passei a acreditar, a felicidade não é algo que podemos descobrir de repente, mas sim encontrado dentro de nós mesmos.

E, correndo o risco de sair muito do assunto, também acho que vale a pena notar que a felicidade não é necessariamente o estado de euforia que esperamos — e desejamos — que seja, mas sim a ausência de infelicidade. Fiquei mais leve quando parei de pensar nela como a euforia ou alegria de ter experiências incríveis e acumular conquistas, e passei a enxergar mais como contentamento: se não houver preocupações ou estresses imediatos, é provável que eu esteja feliz.

Ser magra ou ter o "corpo perfeito" nunca me traria um contentamento verdadeiro e duradouro. Isso é sustentado pela psicologia social, que destaca que a beleza não é um forte indicador de felicidade duradoura ou da satisfação com a vida, apenas oferece um alívio temporário da insatisfação com os nossos corpos induzida pela cultura da dieta. Em vez disso, pesquisas sempre revelam que o maior indicador de felicidade duradoura está nos relacionamentos e conexões que fazemos em nossas vidas.[32]

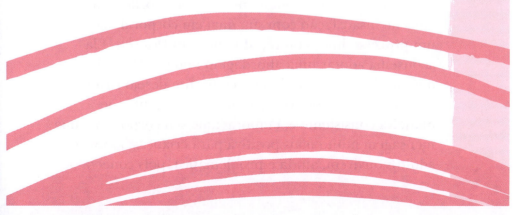

De forma irônica, a busca pelo "corpo perfeito", nos afasta ainda mais da felicidade. Sei por experiência própria que o tempo e a energia que gastamos tentando remodelar os corpos prejudicam os relacionamentos. O compromisso é tão intenso que nos falta capacidade de participar por completo de eventos sociais. A insatisfação existente em nós nos leva ao egocentrismo e reduz a empatia pelos outros.

Também gostaria de argumentar que a felicidade está ligada à autoaceitação. Se agora sabemos que mudar a nossa aparência não muda como nos *sentimos* em relação a nós mesmos, é certo que o segredo é nos aceitar como somos, com imperfeições e tudo. "Felicidade e autoaceitação andam de mãos dadas", de acordo com o psicólogo Robert Holden, autor de *Happiness Now!* [sem tradução no Brasil]. "Quanto mais você se aceitar do jeito que é, mais felicidade você se permitirá ter, receber e desfrutar. Em outras palavras, desfrutamos da felicidade que acreditamos ser dignos."

É fundamental que acreditemos que somos dignos agora — e NÃO quando perdermos uma quantidade específica de quilos e conseguirmos entrar naquele vestido. Mas é difícil quando nos ensinaram que não somos merecedores a menos que tenhamos uma certa aparência.

"Consertar seu relacionamento com seu corpo após anos de insatisfação com sua imagem corporal não é um processo linear ou rápido", declara Dowsett. Ela aconselha adotar uma abordagem realista: "Percebo que minhas pacientes tendem a ter um desejo firme de amar seus corpos ou se sentirem confiantes de maneira consistente e, embora 'ame seu corpo' seja uma mensagem muito mais positiva para crianças, jovens e adultos ouvirem, ainda é problemática, pois conecta o corpo a um 'objetivo' específico. Esse objetivo apresenta um resultado binário: ou você ama seu corpo ou não. Mas a imagem corporal é uma questão muito mais complexa e multifacetada que está em constante estado de fluxo e refluxo, permitindo dias bons e ruins."

Ressignificar um objetivo de "adoração" para um desejo de "neutralidade" ou "respeito" é um propósito muito mais compassivo e realista para pessoas que lutaram contra a imagem corporal por toda a vida. A neutralidade promove a aceitação de seu corpo como ele é e o reconhecimento de suas habilidades e características não físicas em vez de sua aparência: você pode não amar como ele é ou como funciona e tudo bem, não precisa, desde que isso não tenha um impacto negativo na sua vida e você compreenda as habilidades que tem. Além disso, ela nos incentiva a ver nossos corpos em sua forma mais pura: como um recipiente para nos manter vivos e permitir que muitos de nós dancem, nadem, tenham e criem filhos e sintam alegria. Sua aparência externa não desempenha nenhum papel no funcionamento. A neutralidade do corpo promove uma visão imparcial sem quaisquer exigências de conversas sobre amor-próprio ou mantras. Pessoalmente, encontrei um grande alívio nesse movimento. Tentar "amar" meu corpo estava se mostrando difícil depois de passar tanto tempo em guerra com minha aparência, mas a neutralidade parecia muito mais alcançável. Eu vi como uma forma de fazer as pazes com o meu corpo, o que me deu uma sensação renovada de determinação, bem como uma compreensão de que a função primária dele é nos manter vivos e nos permitir viver, não ter uma certa aparência.

Assim, a neutralidade é o nosso objetivo.

E se você conseguir progredir até o amor-próprio e se apaixonar pela aparência do seu corpo — ótimo! Se não, tudo bem também. Então como vamos alcançar a neutralidade? "Deve-se começar com uma intenção proposital e consciente de se libertar da cultura da dieta e é essencial que você receba o apoio adequado ao longo do caminho", afirma Dowsett.

Se estivermos envolvidos na cultura da dieta, nunca faremos as pazes com nossos corpos — algo que aprendi de perto por meio de várias tentativas fracassadas. Eu queria curar o relacionamento com meu corpo enquanto ainda acreditava que precisava perder peso para isso acontecer. Mas, apesar da minha convicção de que dieta e aceitação não andam juntos, descobri que a primeira vez que comecei a fazer progressos reais quanto a maneira como via meu corpo foi quando finalmente coloquei peso em segundo plano.

Então como chegar nesse resultado? "Sempre que inicio as sessões terapêuticas com pacientes para reparar seus relacionamentos com seus corpos, acho necessário começar desaprendendo as crenças e condicionamentos antigos e únicos que têm, em vez de aplicar um novo aprendizado a essas velhas feridas de imediato", informa Dowsett. "Explorar e reconhecer os roteiros, as narrativas, histórias e experiências pessoais de um indivíduo associados à insatisfação com sua imagem corporal é uma parte essencial desse trabalho terapêutico."

Isso pode começar com perguntas como: "Quando você percebeu que não gostava do seu corpo?" ou "Você consegue se lembrar de experiências negativas anteriores, em casa ou na escola, em que sentiu que ele era julgado por outras pessoas?". Muitas das crenças que moldam os sentimentos em relação aos corpos são formadas durante

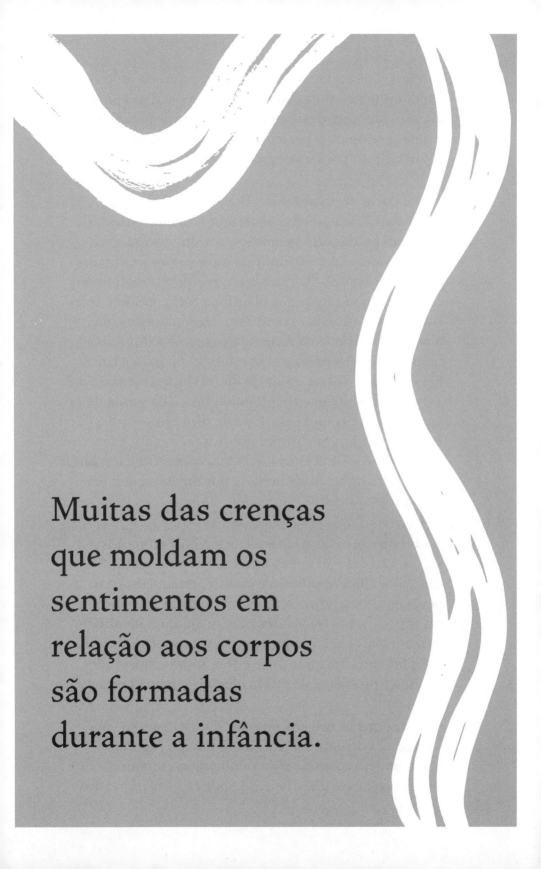

Muitas das crenças que moldam os sentimentos em relação aos corpos são formadas durante a infância.

a infância, absorvidas pelas pessoas ao nosso redor e adotadas pela cultura em que crescemos. Essas perguntas muitas vezes provocam uma resposta emocional e trazem à tona quaisquer experiências pessoais passadas que contribuíram para a insegurança corporal.

Como parte dessa pesquisa, Dowsett também está interessada em entender as relações de um indivíduo com seus cuidadores primários, geralmente pais ou avós, e como elas contribuíram para sua autoestima e imagem corporal. "Por exemplo, se estou trabalhando com um indivíduo que se identifica como mulher, terei curiosidade em saber como é a relação da mãe com o próprio corpo, com a comida e como foi durante a infância. Que modelo a mãe estabeleceu para a filha? Ela viu a mãe entrar e sair de dietas durante a infância? Talvez a mãe pulasse refeições em busca da perda de peso ou racionasse comida por falta de dinheiro. A filha já ouviu a mãe falar de forma positiva ou negativa sobre o próprio corpo? Ela entrou na água com a filha nas férias em família ou ficou na beirada por medo de que seu corpo fosse julgado?"

O objetivo desse exercício não é atribuir culpa aos pais. É crucial entender que eles foram submetidos ao condicionamento próprio causado pelas mensagens pessoais e sociais que receberam durante a infância. Em vez disso, essas explorações podem ajudar a identificar os principais contribuintes para a insatisfação corporal. "Só podemos desaprender e curar após compreender qualquer problema de saúde mental", afirma Dowsett.

Uma vez que as origens pessoais da insatisfação com a imagem corporal são trazidas à tona, o segundo passo na terapia se dá para o indivíduo entender como isso faz parte de um sistema de poder social opressivo muito maior. "É impossível falar sobre sua antipatia por sua aparência sem falar sobre questões sistêmicas e opressivas mais amplas que estão em jogo", informa Dowsett. "Questões como racismo, sexismo, capitalismo, classicismo, gordofobia ou homofobia continuam a comunicar e perpetuar sua perspectiva pessoal do seu corpo dentro da sociedade." Se você não estiver em conformidade com o "padrão" da sociedade, poderá enfrentar discriminação e ser excluído. Essa ameaça cria um medo de sair das "regras" e, de maneira inconsciente, nos esforçamos para ser o mais obedientes possível — o que explica por que tememos tanto engordar.

A terapia cognitivo-comportamental (TCC) é uma psicoterapia muitas vezes usada para destacar o papel que todas essas cognições negativas desempenham em manter a insatisfação com a imagem corporal para que possamos descompactá-las e, em seguida, empregar novos comportamentos. A terapia é um privilégio que poucas pessoas têm acesso, mas, felizmente, a TCC autodirigida pode ser muito eficaz. Se você não puder pagar a terapia para ajudá-la a melhorar seu relacionamento com seu corpo, Dowsett aconselha a realização de testes comportamentais encontrados online como o seguinte exemplo: o curso on-line *"Debunking Diet Culture"* disponível em inglês no site www.intuitivapsychologyacademy.com. [conteúdo em inglês].

Dowsett explica que quando surge uma experiência negativa que está ligada à nossa imagem corporal, quatro aspectos interligados da sua personalidade são ativados: reações fisiológicas (sensações corporais), pensamentos, emoções e comportamentos.

Vamos agora ilustrar o experimento comportamental usando uma experiência assustadora que imagino que muitas de nós já vivenciamos em algum momento: uma ida à praia em um dia quente. Você pode nem ir por temer a aparência do seu corpo. Se decidir ir, chega até a praia, está quente e suas amigas começam a colocar os biquínis. O que você imagina estar sentindo? Há grandes chances de estar preocupada, frustrada ou triste. Essas reações emocionais têm um impacto físico: talvez frequência cardíaca elevada, mandíbula travada, um aperto no peito ou as palmas das mãos suadas. De forma simultânea, uma série de pensamentos automáticos estão passando pela sua mente, como: "não posso tirar esse vestido e mostrar meu corpo", "todo mundo vai ficar reparando" ou "não posso deixar que me vejam de biquíni".

A interação entre suas reações corporais, emocionais e seus pensamentos resulta em um conjunto de comportamentos que serão implementados de forma automática como forma de lidar e se proteger do desconforto — ou seja, ficando vestida, evitando fotos de grupo ou interrompendo a viagem por completo. "Embora isso possa aliviar de maneira temporária os sentimentos negativos, o uso persistente desses 'comportamentos de segurança' na verdade perpetua e mantém o círculo vicioso da insatisfação com a imagem do seu corpo. Portanto, esses comportamentos precisam ser questionados de maneira gentil para interromper o ciclo e fornecer outros tipos de experiência", declara Dowsett.

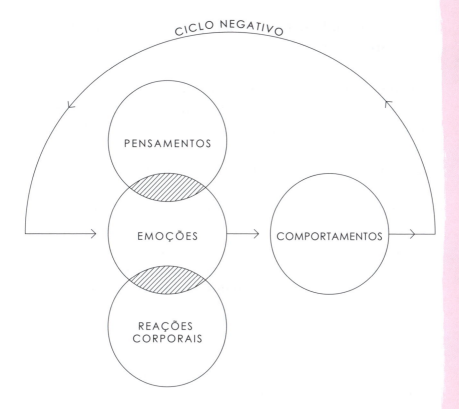

Basicamente, devemos nos desafiar e interromper nossos padrões de comportamento usando exposição gradual e dando um passo de cada vez. No final, pode ajudá-la a alterar seus pensamentos negativos automáticos, suas emoções e reações corporais.

Nesse cenário específico, pode ser a simples decisão de ir à praia. Você pode sentir seu pico de ansiedade nos primeiros trinta minutos, mas depois começa a diminuir e você até descobre que há alguns momentos em que nem está pensando em seu corpo. Você percebe que ninguém está realmente olhando para ele e *pode até* entrar no mar pela primeira vez em anos! Talvez você ainda não esteja confiante o bastante para tirar fotos com suas amigas, mas está orgulhosa de si mesma por dar esse grande primeiro passo.

Além de ganhar uma sensação de confiança e orgulho por alcançar algo que você achava que não era possível, realizar esses experimentos comportamentais de TCC desafia pensamentos e crenças, como a de que suas amigas estão julgando seu corpo, e aumenta sua janela de tolerância. É um método poderoso para provocar mudanças e leva à neuroplasticidade. Esta é a capacidade do cérebro de mudar a si mesmo criando novos caminhos neurais e alterando os existentes, e requer prática e repetição, então quanto mais você desafiar seus atuais pensamentos e comportamentos negativos quanto a sua imagem corporal, mais rápido você será capaz de substituí-los com os positivos.

Em resumo, Dowsett recomenda a adoção de uma abordagem em vários níveis para essa questão complexa e tão arraigada. Começando com a compreensão do seu relacionamento com seu corpo e com quaisquer experiências de vida que possam tê-la sustentado, em seguida, desaprender sobre sistemas externos que a forçaram a não gostar e renegar seu corpo e finalizando com o enfrentamento de seus pensamentos, de sua mentalidade e de seu comportamento para trazer mudanças concretas que resultem em mudanças *duradouras*.

Muita coisa para absorver, certo?

Eu sei. E não precisa ser tudo de uma vez. Esse processo foi muito lento para mim — quando comecei a explorar as crenças que mantinha sobre meu corpo, fiquei surpresa ao descobrir quantas e como eram profundas: uma vez fui chamada de "cara de bolacha", o que consolidou um complexo sobre o tamanho do meu rosto. Disseram-me que eu tinha "pernas como as dos jogadores de futebol da televisão" (eu gostaria que pudéssemos imprimir um emoji rindo, porque é isso que eu gostaria de escrever agora — que coisa bizarra para dizer a uma criança?!) já que elas eram musculosas e, o que mais doía, que eu nunca seria "magra o suficiente". Escrevê-las agora parece que eu quase as banalizo — ter um rosto grande não soa como o fim do mundo, certo? Nem ter pernas musculosas…, mas essas crenças prejudicaram muito minha autoestima. O que faz todo o sentido: as meninas aprendem que o que mais importa nelas é a aparência. Então quando dizem que esta é inadequada e que não "combina" — machuca, não é?

A revelação dessas crenças foi desagradável, e eu não conseguia acessar todas de uma vez — muitas estavam tão arraigadas em mim que nem sabia que não eram reais. Nunca tinha pensado em questioná-las.

E tive a sorte de ter acesso à terapia. Então, por favor, seja paciente consigo mesma. Para muitas de nós, há uma vida inteira de padrões de pensamentos negativos para desfazer e esquecer.

Mas não há melhor momento para começar do que agora.

CAPÍTULO 8

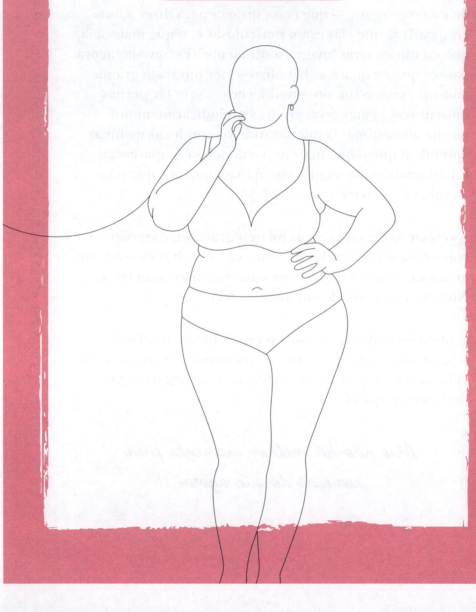

A comparação sempre leva à autocrítica

"Por que não sou como ela?"

Acho que todas nós, em algum momento, desejamos parecer com outra pessoa — seja uma amiga, colega de trabalho, modelo ou celebridade.

A comparação muitas vezes pode ser bastante exaustiva, especialmente para pessoas insatisfeitas com seu corpo, e por isso decidi que vale a pena ter um capítulo inteiro neste livro. Lutei contra isso durante toda a minha vida: já comparei meu corpo ao de quase todas as mulheres que já vi — na vida real, em revistas, nas telas ou nas redes sociais.

Quando eu estava na universidade, uma amiga me mostrou um site que listava os pesos de quase todas as pessoas que estão ou já estiveram sob os olhos do público. Eu sabia, no fundo do meu coração, que não seria útil (ou verdadeiro — de onde veio essa informação?), mas eu ainda estava curiosa: meu peso era a única coisa que ocupava a minha mente e eu passava horas navegando no site procurando por celebridades que pesavam o mesmo ou menos que eu. A compulsão que me levava a fazer isso era diversificada: minha dismorfia corporal significava que eu não fazia ideia da minha aparência e estava tentando de maneira desesperadora entender por meio da comparação. Estava procurando garantias de que meu tamanho atual era aceitável (pensava que seria bom se as celebridades tivessem o mesmo peso que o meu) e eu estava usando pessoas com pesos mais baixos como "motivação". Relembrando, me sinto tão triste por aquela jovem, tão desesperada por autovalidação que estava buscando aprovação por meio de comparações de peso com celebridades.

Eu sei que não era a única passando por isso. Falo com tantas pessoas que se sentem presas na comparação com outros corpos e são arruinadas por sentimentos de uma inadequação esmagadora.

Algo que não seria tão recorrente se um padrão de beleza não existisse. Imagine um mundo em que não aprendêssemos que a aparência é o bem mais precioso e que deveríamos ser magras... Um mundo em que nenhuma forma ou tamanho do corpo fosse mais valorizado que outro, em que toda aparência fosse apenas neutra: o conceito de comparação não seria relevante, pois não haveria nada para "comparar".

Mas essa não é a realidade. Como sabemos, vivemos em um mundo em que o padrão de beleza está bastante arraigado na nossa cultura e, portanto, é uma prioridade coletiva. Isso é agravado pelo fato de que a comparação é muito mais uma tendência humana e uma característica evolutiva. Como animais sociais, era importante encaixar-se no coletivo para a sobrevivência de um indivíduo no passado. "A comparação costumava servir como uma maneira de avaliar o quanto estávamos seguros, para que pudéssemos tomar boas decisões e sobreviver: por exemplo, à medida que se desenvolviam as civilizações humanas, comparar nossas habilidades de rastreamento com outro membro do grupo poderia nos ajudar a avaliar o que era necessário aprimorar para permanecer como um membro valioso em nosso coletivo", declara Lucy Sheridan, que atua como coach especializada em comparação.

Então, embora tenha sido útil no passado, Sheridan explica que nos compararmos com os outros se tornou mais uma compulsão devido a uma variedade de fatores que agora são inerentes aos nossos hábitos e à nossa sociedade. "Desde o momento em que você nasce, seu tamanho e peso são registrados e comparados com os de outros bebês. Então, à medida que você cresce, as conquistas de aprendizado e desenvolvimento são comparadas com as de outros." O ciclo de *feedback* de nossos pais, professores, responsáveis e outros adultos de influência começa a desempenhar um papel e consolida nossa tendência de nos avaliarmos conforme aqueles ao nosso redor. Assim, à medida que aprendemos a importância da aparência na sociedade, descobrimos as propagandas com modelos retocadas e celebridades com corpos inatingíveis que são consideradas "bonitas" por todos. Além disso, ouvimos nossos pais ou responsáveis falarem de modo depreciativo sobre seus próprios corpos e esmiuçar as maneiras pelas quais eles não correspondem ao que "deveriam" e assim nasce outra comparação.

As redes sociais potencializam esse fenômeno. Onipresente, barulhenta e repleta dos melhores ângulos de todos os seus usuários, é um verdadeiro terreno fértil para comparação, o que traz oportunidades frequentes e diversas de sentir que não estamos completas. Perdemos de vista o fato de que estamos consumindo uma visão unidimensional selecionada, filtrada e editada de toda a vida de alguém de maneira proposital, o que é perigoso.

Também é muito perigoso para pessoas com baixa autoestima ou que têm uma imagem corporal negativa, porque as redes sociais, com sua natureza visual, oferecem infinitas oportunidades para as mulheres buscarem imagens que retratam o ideal de magreza que costumava estar disponível apenas nas propagandas tradicionais. Não acho que seja coincidência que o meu tempo de uso do Instagram tenha disparado quando meu distúrbio alimentar começou a me dominar.

Na década de 1950, o psicólogo Leon Festinger criou o termo teoria da comparação social, que era a ideia de que as pessoas avaliam suas próprias habilidades e atitudes em relação às dos outros. Em resumo, para avaliar nosso sucesso, inteligência e aparência, olhamos para outras pessoas como referência. Três tipos de comparação social são propostos nessa teoria:

1. **Comparação social ascendente**, quando nos comparamos com aqueles que consideramos melhores do que nós.

2. **Comparação social descendente**, quando nos comparamos com aqueles que consideramos estar em situação pior do que a nossa.

3. **Comparação social lateral**, quando nos comparamos com outro que consideramos mais ou menos igual.

Há uma discussão em torno das vantagens da comparação, com a crença de que a do tipo ascendente pode nos inspirar e motivar. Não sou uma especialista, mas isso não funciona comigo, digo por experiência. A comparação é um jogo em que não há final porque alguém *sempre* terá mais do que você. E acredito que vincula sua felicidade a um objetivo muitas vezes muito arbitrário: na verdade, não significa *nada*. Você sabe como é: "Serei feliz se começar a ganhar determinado salário" ou "Serei feliz quando conseguir essa promoção". Sim, essas são coisas positivas, mas lutar de maneira incansável por elas significa que você está sempre querendo mais e falhando em reconhecer e apreciar o que você já tem, que você já pode ser feliz com tudo o que tem agora. E — tenho certeza de que você também já passou por isso — existe um perigo muito real de você atingir a meta e, em vez de sentir a onda de felicidade que passou tanto tempo tentando conquistar, você se vê focando uma nova meta. O ciclo, então, continua.

Ao olharmos ao redor, acabamos nos concentrando em todos, menos em nós mesmos — e o que é certo para outra pessoa não é necessariamente certo para nós. Podemos nos encontrar indo em busca de coisas que, se nos concentrássemos em nós mesmos, perceberíamos que não são realmente o que queremos.

Há também uma discussão sobre as vantagens da comparação descendente — a teoria de que comparar o que você tem com alguém que tem menos pode trazer um sentimento de conforto. Em primeiro lugar, isso requer que tenhamos prazer nas desgraças alheias, e essa mentalidade valoriza mais a competição do que a conexão. Você está desvalorizando os outros para se valorizar.

Além do mais, isso mais uma vez coloca sua validação e seu contentamento nas mãos de outra pessoa. O que acontece quando ela passa a ter mais do que você? Você se sentirá pior. Eu vivi isso em minha própria pele várias vezes quando me comparei a pessoas com mais peso do que eu. Encontrei um alívio temporário no fato de ser mais magra do que algumas. Dói admitir que eu costumava fazer isso — principalmente porque era apenas com base na gordofobia e era cruel —, mas reconheço que esse é um sintoma comum da cultura da dieta: somos encorajadas de forma constante a fazer comparações quando um padrão de beleza é anunciado e a mídia amplifica esse sentimento. Então, se também acontece com você, não a torna uma pessoa ruim: é apenas um condicionamento que podemos desfazer.

Algumas das pessoas que usei como comparação descendente acabaram perdendo peso e ficando mais magras do que eu. Isso me desestabilizou de imediato e abalou minha identidade.

O que agora percebo que não faz sentido *nenhum* — o que o peso de outra pessoa poderia ter a ver comigo, muito menos com meu valor como pessoa?

A comparação é algo em que trabalhei de maneira exaustiva porque não quero que minha autoestima seja construída em algo externo. A inspiradora palestrante estadunidense Iyanla Vanzant resume de uma forma perfeita: "A comparação é um ato de violência contra sua personalidade." Acredito que ela tira nosso poder, favorece o julgamento e a inveja e pode levar a comportamentos ruins, como rebaixar de propósito outros que você considera superiores como forma de aumentar sua autoestima. É claro, não aprovo esse comportamento, mas é fácil ver como acabamos em um lugar tão sombrio — a cultura da dieta e o patriarcado o alimentam, em especial para as mulheres, e é vital que não nos culpemos ou envergonhemos. A comparação pode prejudicar os relacionamentos, se permitirmos que ela crie distância entre nós e aqueles que nos fazem sentir inadequados. Essa pessoa não merece suportar o peso de nossas frustrações: nossas inseguranças nascidas da comparação cabem a nós, não a elas, e a única maneira de solucioná-las é por meio do trabalho interno. Portanto, é fundamental estar consciente e identificar de onde as comparações se originam.

Não me entenda mal — sou humana e a comparação sempre existirá para mim, mas não luto contra. Em vez disso, me esforço para reconhecê-la e trabalhar para acabar com ela sempre que posso (exploraremos como em um instante).

Embora as vantagens da comparação estejam em debate, as desvantagens são abundantes e apoiadas pela ciência: pesquisas descobriram que a comparação alimenta sentimentos de inveja, baixa autoconfiança e até depressão.[33] "Para alguns, pode ser que as comparações causem um pouco de irritação e inveja, que podem ser ignoradas, mas ainda se acumulam de forma traiçoeira ao longo do tempo", afirma Sheridan. "No outro extremo da escala, as comparações podem levar a uma queda negativa de autocrítica que pode manter alguém preso em um estado de dúvida e baixa confiança."

Isso pode ser bastante tóxico para os relacionamentos em muitas áreas diferentes — como na carreira e no amor — e falei com muitas de vocês que admitem querer ficar longe de amigas ou familiares que podem ser mais magras porque elas fazem você se sentir inferior. É um território sombrio e pode dominar sua vida.

Embora a comparação com os outros seja tóxica e exija cura, não podemos esquecer as comparações que fazemos conosco. Muitas vezes nos comparamos com nossas versões do passado — "Por que não posso mais ser magra assim?" — e uma versão idealizada de nós mesmas — "Por que não posso simplesmente ser *melhor*?". Essa é uma comparação sinistra e paralisante que parece muito frustrante porque temos evidências de que algo é possível porque já alcançamos antes. Parece mais tangível.

Passei anos de luto pelo meu corpo antigo, mais magro. Eu não conseguia entender por que não conseguia recriar meu "autocontrole" e "motivação" de antes. O problema? Meu corpo anterior não se resumia a autocontrole ou motivação, era resultado de um distúrbio alimentar e de uma vida inteira de comer transtornado. No entanto, não conseguia entender, estava apenas cega pela frustração de saber que era possível, mas não poderia "alcançar" isso de novo.

Acho que todas fazemos isso de uma forma ou de outra quando idolatramos uma versão passada de nós: esquecemos as circunstâncias que nos cercam. De maneira irônica, muitas vezes nossas versões do passado, que comparamos com o que somos agora, não eram pessoas muito felizes desfrutando de um grande momento. Vale a pena levar isso em consideração quando a dúvida aparecer — não deixe se enganar pelo passado.

Uma ótima maneira de combater a comparação conosco é reformular o pensamento negativo. Minha terapeuta me ensinou quando eu estava passando por dificuldades. Por exemplo, ela me incentivou a considerar que sim, eu estava mais magra, mas também me faltava energia e concentração, o que impactava meu trabalho e minha vida como um todo. Eu era incapaz de desfrutar de uma vida social e estava bastante infeliz. Sei que esse é um exemplo extremo, mas prometo que encontrar o menor vislumbre de positividade é poderoso: se você ganhou peso abandonando a dieta — bem, você se deu a liberdade alimentar e isso é *incrível*. Encontre sua luz no fim do túnel, segure-a e permita que ela a acalme quando as coisas parecerem difíceis.

Passei anos de luto pelo meu corpo antigo, mais magro.

Chega de
falar sobre
comparação,
vamos explorar
como podemos
evitá-la.

A primeira coisa que eu gostaria que você soubesse é que a comparação é muito fútil. Espero ao menos ter chegado perto de te convencer, se ainda não concordar. Eu sou eu e você é você, e nunca haverá outra de nós — não há duas pessoas no mundo com personalidade e aparência idênticas. E há muitas, muitas razões diferentes para isso, incluindo o fato de que todas nós temos diferentes DNAs, ambientes, educações, saúde mental, saúde física e culturas. Somos tão, tão únicas e isso é uma coisa especial.

Quando você considera que nós somos predeterminadas pela genética a parecer diferentes por completo, fica ainda mais claro o quanto é injusto sermos encorajadas a comparar nosso corpo com o de outra pessoa, não é? Quando eu era mais jovem e gastava meu precioso tempo e energia avaliando meu peso contra centenas de celebridades diferentes, não era uma comparação verdadeira. E quando você compara seu corpo com outro, também não é. Por que você compararia uma rosa a uma tulipa? Ambas são lindas, mas não são realmente comparáveis, além do fato de serem ambas flores!

Lembre-se de que você é o suficiente exatamente como é. E você é muito mais do que seu corpo.

Eu digo muito isso e é a mais absoluta verdade, mas sei que é difícil acreditar por completo quando a comparação ocorre. E nem sempre é uma coisa fácil de resolver — pode levar tempo depois de anos de manipulação graças à cultura da dieta e ao patriarcado, e cada uma de nós tem suas próprias complexidades que exigem alguma autoanálise — mas existem algumas dicas úteis para ajudar a acabar com a comparação:

- **Acostume-se com a comparação**. Quando você perceber que está tendo esses pensamentos, em vez de tentar afastá-los, observe-os e reconheça-os. Em seguida, tente ir mais fundo para explorar por que isso pode ter surgido. Muitas vezes, a comparação aponta para algo que sentimos que está faltando em nossas vidas e é bom chegar ao fundo disso. Depois de entendê-los, você pode agir. Por exemplo, "Eu quero ser tão magra quanto ela" provavelmente indica que você precisa trabalhar na sua imagem corporal.

- **Afaste-se e amplie seus horizontes**. Em resumo, tente encontrar perspectiva. "É muito mais fácil focar uma parte do corpo ou uma característica física, mas saiba que você é um milagre incrível", afirma Sheridan. "Comece a mudar seu foco para olhar para sua vida além do horizonte, com um pouco de amor e atenção, e defina intenções e objetivos que a inspirem a se conectar de verdade com a vida em um nível mais profundo. Isso ajudará a enxergar e construir sentimentos de autossuficiência, o que começará a criar uma mudança e permitirá que você tenha mais autocompaixão e benevolência."

- **Pratique a gratidão**. O diário de gratidão tem sido aconselhado há muito tempo como uma maneira eficaz de evitar comparações. Tirar alguns momentos para anotar as coisas pelas quais você se sente grata ajuda a mudar sua mentalidade de comparação para apreciação. Me recusei a fazer um por muito tempo — achei que era um pouco "demais" para mim — mas quando ganhei de presente, decidi tentar e o impacto positivo foi quase instantâneo.

- **Faça a limpa no seu espaço online**. Como eu disse, as redes sociais são um terreno fértil para comparação e se há pessoas que todos os dias a estimulam a fazer uma comparação, é hora do abate. É vital que nossos *feeds* sejam um espaço seguro. (Vamos explorar mais isso no Capítulo 12.)

- **Fale**. Compartilhar nossas lutas e ser vulnerável com alguém em quem confiamos pode ser muito poderoso — fornece apoio, uma compreensão mais profunda e um sentimento de conexão.

- **Preste atenção em como você fala consigo mesma**. Somos nossas piores críticas e analisar nossa conversa interna muitas vezes pode ser esclarecedor — o que você diz a si mesma que nunca diria a alguém de quem gosta? Qual é a narrativa em sua cabeça quando está fazendo uma comparação?

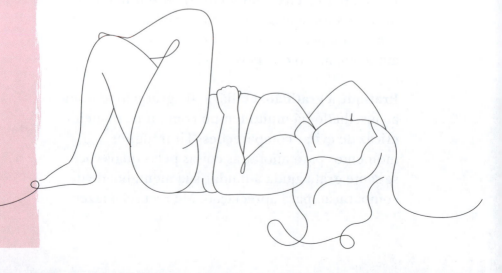

- **Se afaste das pessoas que não apoiam o seu crescimento**. "Existem algumas pessoas em nossas vidas que aumentam e reforçam as inseguranças e os hábitos tóxicos que nos mantêm fazendo comparações", declara Sheridan. "Precisamos assumir a responsabilidade pelo papel que elas desempenham em nossas vidas e fazer ajustes: se houver alguns grupos de WhatsApp em que as conversas são sobre obsessões físicas, talvez os silencie por um tempo; se certas colegas de trabalho só falam sobre macros e contagem de calorias, comece a sair um pouco menos com elas. Renove sua energia, recupere seu foco e seu tempo para poder investir em você."

Sempre haverá pessoas que têm o que você considera um corpo melhor, ou que parecem estar alcançando coisas que você gostaria de alcançar, mas o segredo é identificar o que você tem e o valor único que você traz para o mundo.

Tudo o que posso fazer é dizer mais uma vez: você é o suficiente. Exatamente do jeito que é.

CAPÍTULO 9

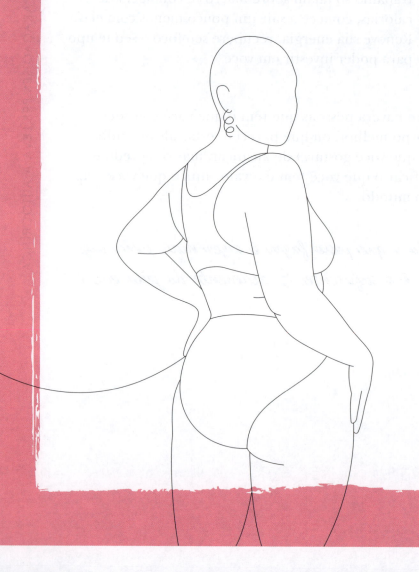

Como nós *deveríamos* comer

A dieta dominou uma grande parte da sua vida?

Se você está lendo este livro, imagino que a resposta seja "sim". Acho que já abordamos o suficiente por que fazer dieta é ruim, mas aqui está um breve lembrete para praticarmos:

- A maioria das dietas não funciona. Estudos mostraram que é quase impossível manter qualquer peso que foi perdido no começo.

- As dietas afetam sua relação com a comida e levam ao comer transtornado...

- Elas também podem levar a distúrbios alimentares.

- Fazer dieta desacelera o metabolismo.

- As dietas do momento muitas vezes a incentivam a consumir poucas calorias, o que pode levar a problemas físicos.

- Qualquer coisa que a force a ignorar os sinais naturais de fome do seu corpo não é uma opção saudável e sustentável.

Então precisamos abandonar a dieta — combinado? Excelente. Mas, depois de uma vida inteira tentando seguir a última tendência dietética e/ou aderindo a regras alimentares que foram retiradas de várias dietas da moda, por onde começamos?

Achei isso muito difícil. Não consigo nem explicar o quanto esse processo foi complexo para mim. Durante a minha recuperação, me ofereceram ajuda de um nutricionista em muitos momentos, mas sempre recusei porque realmente acreditava que sabia o que deveria comer. Pensei que, já que sabia da importância de carboidratos complexos e de muitos vegetais, eu estava indo bem. Foi somente muito tempo depois, quando meu terapeuta insistiu que seria bastante benéfico receber aconselhamento nutricional, que marquei uma sessão inicial com uma nutricionista e percebi o quanto minha relação com a comida era distorcida.

Por exemplo, eu acreditava que os carboidratos deveriam ser consumidos em apenas uma refeição por dia. Parece loucura escrever isso agora, mas realmente acreditei — era uma regra que eu havia aprendido e internalizado fazendo todas as dietas *lowcarb* que passaram por mim. Eu também acreditava que você só precisava de duas refeições por dia e que deveria deixar de comer coisas como chocolate, doces e salgadinhos nos dias úteis — deveria haver um "dia do lixo", em que você poderia comer as coisas que haviam sido proibidas durante a semana. Sem dúvidas adquiri essa informação de vários "conselhos" que li online, ou em revistas, ou vi na televisão.

Basicamente, tive que começar de novo, do zero e fiquei muito confusa. Minha nutricionista, Aleeza Rosenberg, foi gentil e paciente e não se surpreendeu: ela já havia visto isso muitas vezes antes, como resultado de anos da cultura da dieta. Começamos aprendendo sobre alimentos e seus diferentes grupos — por que você precisa deles, com que frequência deve comê-los e o quanto comer. Aleeza trouxe exemplos de refeições como orientação geral sobre o que se deve comer. E, sim, carboidratos foram incluídos em cada uma delas. Fiquei impressionada e assustada — eu estava com medo de que se começasse a comer como ela estava sugerindo, eu engordaria. Porque carboidratos = ganho de peso, certo?

Não. Os carboidratos não são os vilões e não são o principal motivo do ganho de peso. Louco, eu sei. Temos a cultura da dieta para culpar por essa crença.

Não vou dizer o que aconteceu com meu corpo no que diz respeito à mudança de peso quando comecei a comer como Aleeza estava sugerindo porque não acho que seja útil. Se eu disser que emagreci, você interpretará de forma consciente ou inconsciente como uma dieta vestida com roupas diferentes. E se eu disser que engordei, será motivo para você ter medo de largar a dieta. A verdade é que ambos podem acontecer — mas vamos chegar lá.

Além disso, passar essa informação é um pouco irrelevante porque o resultado mais importante das minhas consultas com a nutricionista foi uma relação muito melhor com a comida. Eu consegui me livrar das regras que estavam distorcendo a forma como eu comia e me concentrei em realmente nutrir meu corpo. Abandonar o pensamento de que a comida servia apenas para controlar meu peso e passar a usá-la para nutrir meu corpo e me fazer sentir bem foi uma mudança de mentalidade muito poderosa, porque a comida é muito mais do que para emagrecer, engordar ou manter o peso — mas, ao mesmo tempo, para a maioria de nós, o ditado "comida é combustível" é muito simplista. Comida é prazer, autocuidado, tradição, cultura, privilégio e conexão social.

Comer no café da manhã, no almoço E no jantar, bem como lanches conforme necessário para nivelar meu açúcar no sangue, era tão estranho para mim, mas tão maravilhoso. Aos poucos aliviou um sentimento de julgamento que pairava em mim por muito tempo, assim como a sensação constante de fadiga. Me senti mais forte e me permitiu focar e pensar com mais clareza.

Preciso repetir: não foi um processo da noite para o dia. Mesmo quando eu pensava que estava abordando as refeições de maneira saudável e equilibrada, ainda estava restringindo sem saber — o que às vezes leva à compulsão alimentar ou à perda de controle com a comida. Aleeza teve que apontar isso várias vezes e fiquei surpresa de verdade: não imaginava que tentar eliminar a cultura da dieta da minha vida seria *tão* difícil. Eu também tinha pouquíssima noção da minha fome e saciedade: havia ignorado de propósito esses sinais desde que conseguia me lembrar, portanto, eles estavam bastante desregulados. Levei muito tempo seguindo uma alimentação consciente para entender os sinais que meu corpo estava tentando transmitir.

Também devo enfatizar que a minha alimentação não é perfeita agora — e acho que sempre estará em um processo, algo que sempre terei que raciocinar e manter em mente. Posso estar errada, e será ótimo se estiver, mas estou em paz: meu histórico é tão preenchido por distúrbios alimentares e comer transtornado que acredito carregá-los comigo em algum nível. E tudo bem. Estou tão feliz com o progresso que fiz, com o fato de que a minha vida não é dominada pelo que posso e não posso comer e por uma constante obsessão por comida.

Por que estou lhe dizendo isso? Não é para servir como desmotivação — muito pelo contrário. Já vi algumas pessoas dizerem na internet que abandonaram a dieta, fizeram as pazes com a comida e que sua relação com ela agora é basicamente perfeita. Fácil. Mas isso não me ajudou em nada, apenas estabeleceu um padrão que parecia inatingível para mim e me fez sentir um fracasso quando não consegui alcançá-lo, o que me desencorajou a continuar. Agora sei que meu cérebro funciona melhor focando uma abordagem mais realista, com base no cotidiano. Além disso, é fundamental reconhecer que a comida é um privilégio para muitos que não têm recursos financeiros — ter acesso a uma alimentação pode ser difícil para eles.

O ponto que quero enfatizar é que a cultura da dieta é muito verdadeira e autoritária e vivemos em um mundo dominado por ela, então, onde quer que você termine, está tudo bem — seja curar seu relacionamento com a comida por completo e não precisar pensar nisso nunca mais, ou chegar a um lugar melhor e mais saudável com a alimentação, embora ainda tenha que ser atenta.

Então, com isso em mente, chega de falar sobre mim. Vamos ao que interessa.

Como você pode abandonar a dieta para sempre e trabalhar na cura de seu relacionamento com a comida?

Chamei a própria Aleeza para trazer conselhos de especialista. Em primeiro lugar, vamos entender como é uma relação saudável com a comida, que acredito poder ser ilustrada usando os princípios da alimentação intuitiva. Alimentação intuitiva é uma maneira de escolher o que comer que é capaz de proporcionar uma atitude saudável e não baseada em dietas no que diz respeito à comida e imagem corporal. O movimento foi iniciado pelas nutricionistas Evelyn Tribole e Elyse Resch que publicaram um best-seller em 1995 com mesmo nome que serviu de bíblia para pessoas de todo o mundo que desejavam melhorar sua relação com a comida.

Aqui estão os dez princípios que Evelyn e Elyse estabeleceram:

1. REJEITE A MENTALIDADE DA DIETA

A mentalidade da dieta é a ideia de que existe uma que vai funcionar para você e te ajudar a perder peso de uma vez por todas — o que, como sabemos agora, é muito improvável. Por isso, é fundamental que elas sejam banidas. A alimentação intuitiva é uma antidieta: nada é proibido e nada é prescrito. Você é apenas encorajado a explorar uma maneira do seu relacionamento com a comida ser melhor.

2. RESPEITE A SUA FOME

Ela não é sua inimiga. Responda aos primeiros sinais de fome alimentando seu corpo e mantendo-o saciado de maneira biológica com a energia adequada. Se você se permitir ficar com muita fome, isso provavelmente desencadeará um impulso primordial para comer e talvez você vá além da saciedade.

3. FAÇA AS PAZES COM A COMIDA

Abandone a guerra contra a comida, ela não é sua inimiga. Dê a si mesmo permissão para se alimentar e desafie ideias sobre o que você "deve" ou "não deve" comer.

4. ENFRENTE A FISCALIZAÇÃO ALIMENTAR

Comida não é boa ou ruim — é apenas comida — e você não é bom ou ruim pelo que come ou não. A comida não é uma questão moral; enfrente os pensamentos que lhe dizem o contrário.

5. RESPEITE A SUA SACIEDADE

Assim como seu corpo envia sinais de que está com fome, ele também avisa quando está cheio. Esteja atenta aos sinais de saciedade — que podem ser sutis no início de sua jornada — e, enquanto estiver comendo, verifique o sabor da comida, se está satisfeita ou com fome.

6. DESCUBRA O FATOR SATISFAÇÃO

Lembre-se de que comida é prazer! Isso pode se perder quando nos concentramos apenas na aparência, mas é algo que deve ser apreciado, portanto, torne sua experiência alimentar agradável. Sente-se para comer uma refeição que seja saborosa para você e aprecie-a.

7. HONRE SEUS SENTIMENTOS SEM PROCURAR REFÚGIO NOS ALIMENTOS

Esta é difícil. Evelyn e Elyse usam esse pilar para explicar que a fome emocional apenas mascarará a raiz do problema e, por fim, fará você se sentir pior, então é necessário procurar outras maneiras de lidar com seus sentimentos. Embora esse muitas vezes seja o caso, em especial para pessoas que sofrem de transtorno de compulsão alimentar periódica, acredito que essa seja a ação mais sutil, além de que a demonização da alimentação emocional talvez não seja muito útil. A alimentação emocional pode ser uma ferramenta bastante aceitável para lidar com emoções intensas ou desconfortáveis *se* você estiver tomando uma decisão intencional: você pode ter tido uma semana muito difícil no trabalho e quer relaxar no sofá com seu namorado ou sua namorada e uma pizza grande; se você está se sentindo afastado de alguém especial em sua vida, encontrar-se com ela ou ele para um almoço ou jantar pode ser muito bom; e se você menstruou e está se sentindo emocional e hormonal, brigadeiro às vezes é o melhor remédio. No entanto, quando a comida é seu *único* mecanismo de defesa, comer para se acalmar não é uma decisão intencional: é apenas a única ferramenta em seu arsenal e, nesse caso, provavelmente seria útil recorrer a outras formas de lidar. Evelyn e Elyse sugerem encontrar maneiras não relacionadas à comida para enfrentar seus sentimentos, como caminhar, meditar, escrever em um diário ou ligar para uma amiga. Também pode ser útil identificar quando um sentimento que você pode chamar de fome é, na verdade, só emoção.

8. RESPEITE SEU CORPO

Aceite seus genes. Você não esperaria que alguém que calce 37 se esprema em um tamanho 35, certo? Então vamos nos livrar dessas expectativas quando se trata de corpos. Somos quem somos e há beleza nisso. Em vez de julgar seu corpo pela aparência e pelo que você acha que está errado com ele, reconheça-o como capaz e bonito do jeito que é.

9. EXERCÍCIOS — SINTA A DIFERENÇA

Esqueça tudo o que você foi ensinado pelo mundo *fitness* e pelas dietas e encontre maneiras de mover seu corpo da forma que gosta (exploraremos isso com mais detalhes no Capítulo 12). Mude o foco de manipular seu corpo com exercícios para perder peso e passe a usá-lo para se sentir energizado, forte e vivo.

10. HONRE SUA SAÚDE COM UMA NUTRIÇÃO GENTIL

Escolha comer alimentos que respeitem a sua saúde e o seu paladar. Não se obrigue a beber vitaminas de espirulina se não gostar do sabor (se gostar, então vá em frente!). A comida que você come deve ter um gosto bom e fazer você se sentir bem. Um lanche, uma refeição ou um dia de alimentação não o torna deficiente em nutrientes de forma automática: lembre-se de que são seus padrões alimentares gerais que moldam a sua saúde.

Lembre-se de que estes são princípios, não mandamentos.

Porque não é impositivo: trata-se de perceber que não existe um jeito "certo" ou "errado" de comer.

Aleeza resume: "A alimentação intuitiva é uma filosofia que rejeita a dieta tradicional e incentiva as pessoas a ouvirem seus próprios sinais corporais para decidir quando comer, o que comer e quanto comer. Pode soar como um sonho impossível para algumas pessoas, principalmente se elas têm um histórico com dietas porque estas ditam o que comer, muitas vezes resultando em perda de contato com seus próprios sinais de fome, saciedade e preferências alimentares."

"No entanto, é possível voltar a entrar em contato com os sinais do corpo e aprender a comer de forma intuitiva, o que, por fim, ajudará a desenvolver uma relação saudável com a comida. Em vez de comportamentos não saudáveis que a cultura da dieta nos ensina, como ignorar a fome e atrasar/pular refeições, a alimentação intuitiva ensina a respeitá-la e a comer de forma regular. Também encoraja a vermos todos os alimentos como iguais e nenhum como proibido. Além disso, nos capacita a lidar com os sentimentos sem recorrer à comida. Dada a minha especialização em distúrbios alimentares, tenho visto milhares de pacientes que abandonaram a cultura da dieta e aprenderam a ter uma alimentação intuitiva, o que eliminou o medo da comida, deu-lhes permissão para comer o que queriam e para encontrar a verdadeira liberdade alimentar."

Por onde começar? Aleeza sugere estabelecer um padrão alimentar regular — para mim, como mencionado, isso acontecia três vezes ao dia: café da manhã, almoço e jantar, com dois lanches entre eles. "Isso ajudará a evitar que você fique com muita fome na hora das refeições, o que pode levar a comer de maneira compulsiva e além da saciedade. A alimentação regular também ajuda os sinais de fome e saciedade a se tornarem mais confiáveis de novo."

O segundo passo é reconhecer que todos os grupos de alimentos desempenham um papel em ajudar o corpo a funcionar de maneira normal: alguns ajudam a manter os níveis de açúcar no sangue estáveis, como os carboidratos complexos, que por sua vez evitam o desejo por açúcar. Outros grupos de alimentos ajudam a promover a sensação de saciedade, como proteína e gordura, permitindo que as pessoas se sintam satisfeitas por mais tempo. "Já vi milhares de pacientes que adotaram uma alimentação equilibrada se sentirem mais satisfeitos após as refeições e no controle de sua alimentação", diz Aleeza.

Tenho que acrescentar aqui que venho debatendo sobre mencionar uma coisa neste capítulo, mas no fundo me sinto obrigada a abordá-la: sinto que, embora haja muita conversa sobre comer de forma intuitiva e ouvir o corpo, principalmente no Instagram, não há muita discussão sobre por onde começar a formar uma relação saudável com a comida. Embora eu queira comer de maneira intuitiva e ouvir meu corpo, também gostaria de saber o que e quanto deveria comer. Gostaria de encontrar o equilíbrio certo entre comer para nutrir meu corpo da melhor maneira possível e comer as coisas que quero comer e desfrutar da comida. É muito bom ler um post no Instagram que diz: "Comece a ouvir seu corpo", mas quando você está totalmente desconectado dele, não tem ideia do que precisa e tem apenas um conhecimento nutricional muito distorcido pela cultura da dieta, é difícil de escutar. (Eu sabia que o aipo era um alimento com calorias negativas, mas que nutrição ele realmente trazia para o meu corpo? Não fazia ideia.) Então aprender sobre o papel de cada grupo de alimentos em nossa fisiologia foi muito benéfico, pois me ajudou a entender por que eu precisava de cada um deles. Um breve detalhamento de cada um pode ajudá-lo também.

As informações abaixo são baseadas em um modelo que Aleeza foi gentil o bastante de compartilhar comigo:

1. PROTEÍNA: ajuda-nos a preservar a massa muscular, a pele e o cabelo. Além disso, é crucial em qualquer recuperação celular e muscular ou desempenho diário. Você pode encontrar proteínas em alimentos como carne, peixe, ovos, laticínios, tofu e nozes.

2. GORDURA: um elemento-chave dentro de uma dieta equilibrada, a gordura ajuda a dar energia ao seu corpo, protege os seus órgãos, apoia o crescimento celular e é fundamental para a absorção de vitaminas lipossolúveis. Você pode encontrar gorduras em alimentos como peixes e molhos oleosos, abacate, creme, azeitonas, maionese e creme de salada. Os ácidos graxos insaturados são tipos de gorduras encontradas em alimentos como abacates, azeitonas, azeite e peixes oleosos, enquanto as gorduras saturadas tendem a ser encontradas na manteiga, na gordura da carne, do leite de vaca e em outros laticínios. A gordura insaturada é mais interessante do que a gordura saturada, mas todas são boas em porções e proporções corretas.

3. FIBRA: tem muitos benefícios para a saúde, incluindo estar associado a um menor risco de doença cardíaca, acidente vascular cerebral, diabetes tipo 2 e câncer de intestino. Além disso, ajuda na digestão e previne a constipação. Dica de ouro: para garantir mais fibras em sua dieta, abasteça seu freezer com frutas e vegetais congelados (eles contêm os mesmos nutrientes dos frescos) e coma a casca da batata! Se você deseja aumentar sua fibra, vale a pena saber que o pão integral, os cereais e as massas contêm mais do que os refinados.

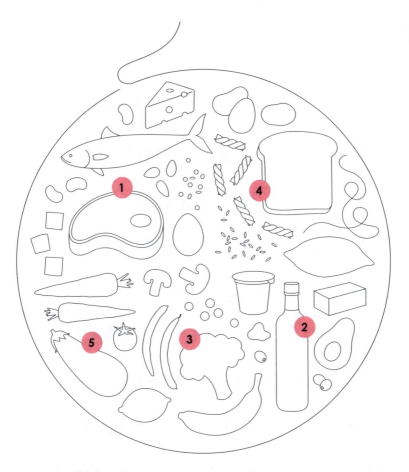

4. CARBOIDRATOS: são a principal fonte de energia do seu corpo. Eles ajudam a alimentar seu cérebro, seus rins, seus músculos cardíacos e seu sistema nervoso central. Os carboidratos integrais contêm fibras que auxiliam na digestão, ajudam na saciedade e mantêm os níveis de colesterol no sangue sob controle.

5. FRUTAS E VEGETAIS: contêm importantes vitaminas e minerais, além de fornecerem fibras ao corpo.

ALIMENTOS POUCOS NUTRITIVOS como chocolate, doces, biscoitos, bolos, salgadinhos e sorvetes: são coisas que a maioria de nós gosta de comer e não há nada de errado em consumi-los com moderação como parte de uma dieta equilibrada.

"Atribuir valor moral à comida ameaça a autoestima e pode fazer com que as pessoas se sintam envergonhadas e culpadas por seus hábitos alimentares, o que pode levar ao comer transtornado ou até mesmo a um distúrbio alimentar."

ALEEZA ROSENBERG

Embora seja importante aprender sobre os diferentes grupos de alimentos e a função que desempenham no corpo, também é vital evitar rotulá-los como "bons" ou "ruins" — algo que está muito ligado à mentalidade da dieta. "A comida não é 'boa' ou 'ruim', mas as pessoas muitas vezes falam sobre o valor de seu comportamento com base no tipo de comida que estão comendo, atribuindo assim um tipo de valor moral a ela — mesmo que não tenha", comenta Aleeza.

"Os alimentos que comemos, quanto exercício fazemos ou um número na balança não determinam o valor e o mérito que temos como seres humanos. Somos dignos, independentemente de como nos alimentamos. Atribuir valor moral à comida ameaça a autoestima e pode fazer com que as pessoas se sintam envergonhadas e culpadas por seus hábitos alimentares, o que pode levar ao comer transtornado ou até mesmo a um distúrbio alimentar."

É difícil combater essa dicotomia "bom/ruim" quando se trata de comida, principalmente quando ela está tão arraigada em nós pela cultura da dieta, mas Aleeza aconselha considerar o valor nutricional dos alimentos sem dar a eles nenhum valor moral. "Não há problema em querer chocolate ou sorvete às vezes, assim como não há problema em querer frutas, legumes e grãos integrais."

E quanto aos sinais de fome e saciedade — como podemos acordá-los? Depois de estabelecer um padrão alimentar regular, a fisiologia do seu corpo deve estar mais perto de funcionar de modo correto de novo e de produzir os hormônios necessários — mas é o caso de identificar certos sintomas que tentam nos sinalizar quando precisamos comer e quando precisamos parar. "Isso geralmente requer orientação e prática —

principalmente se alguém está fazendo dieta ou está abaixo do seu peso 'ideal' há muito tempo", diz Aleeza. "Uma vez que uma pessoa sabe quais sintomas procurar e consegue reconhecer quando seu corpo está com fome e quando está cheio, ela é capaz de sintonizar esses sinais, que podem ser usados como um guia sobre quando comer em vez de seguir as regras da dieta."

"Estas nos ensinam a adiar a alimentação até sentir muita fome, o que é bastante inútil — corre o risco de os níveis de açúcar no sangue caírem muito, o que pode desencadear uma alimentação além da saciedade ou até mesmo uma compulsão. Esperar até ficar com muita fome ou parar de comer apenas quando estiver cheio de maneira desconfortável são dois extremos — ambos devem ser evitados."

A atenção plena foi uma grande ajuda para me familiarizar com meus sinais de fome e saciedade. Dar a mim mesma um segundo para verificar meu corpo e usar uma escala de fome e saciedade (veja na imagem a seguir) para determinar como eu estava me sentindo permitiu, por fim, estar mais em sintonia com meu corpo.

Isso a ajudará a combater a fome física, mas você também pode precisar trabalhar um pouco a fome emocional — isso, é claro, depende muito da sua situação individual. Para mim, ao terminar a minha refeição, me sentia cheia, mas ainda achava que precisava de mais.

"Se você ainda está com fome física, dê a si mesmo permissão para responder a ela comendo mais", aconselha Aleeza. No entanto, se você está sentindo que precisa de mais de maneira constante, mesmo que esteja saciado, pode ser que sua fome emocional precise de um

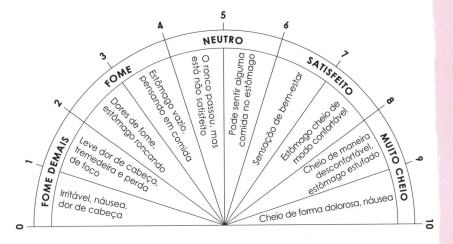

pouco de atenção. "Muitas pessoas usam alimentos para conforto emocional, recompensa ou para escapar das emoções negativas. Se o objetivo é alcançar uma relação saudável com a comida, você não só precisa aprender a nutrir seu corpo sabendo quando comer, o que comer e quanto comer, mas também precisa aprender a reconhecer seus estímulos emocionais: estes podem ser estresse, ansiedade ou mau humor. Pode ser útil aprender algumas estratégias alternativas de enfrentamento para regular essas emoções de uma maneira que você não precise recorrer à comida. Às vezes, as pessoas lutam para reconhecer quando estão sentindo uma emoção e qual é o sentimento, então não apenas ensino as pessoas a sintonizar seus sinais físicos de fome e saciedade, mas também suas emoções."

Mais uma vez, outra coisa que achei muito difícil. Sentir as emoções desconfortáveis que eu estava sentindo, em vez de reprimi-las com comida, era doloroso. Mas útil para ajudar a descobrir o que realmente estava acontecendo comigo.

"Todas podem desenvolver uma relação saudável com a comida — mesmo aquelas que estão presas no ciclo da dieta há muitos anos ou alguém com transtorno alimentar."

ALEEZA ROSENBERG

Estou ciente de que estou simplificando esse processo — e, de novo, tive a sorte de ter uma terapeuta para me guiar. Eu sei o quanto ele pode ser difícil e doloroso e, por isso, recomendo procurar um nutricionista, se puder. Se não, existem outros livros que realmente se aprofundam no processo de alimentação intuitiva, como *Comer intuitivo*, de Evelyn Tribole e Elyse Resch, e *Just Eat It* [sem tradução no Brasil], de Laura Thomas.

Além disso, ao seguir todas essas etapas diferentes, é fundamental que você trate o processo com autocompaixão. "Ele é longo e difícil — em especial para pessoas que têm um histórico com dietas e nas quais essa mentalidade está arraigada. A dieta incentiva hábitos não saudáveis que são incongruentes com a alimentação intuitiva: eles são difíceis de quebrar e há o medo de adotar uma nova maneira de comer se essa pessoa confiou na dieta para se sentir no controle por tanto tempo."

Aleeza compara a mudança para essa nova maneira de comer a aprender um novo idioma, na qual, se você aprender por que ele é melhor para a comunicação e for guiada pelos fundamentos, o resto é apenas prática e confiança, e você falará de maneira fluente em pouco tempo: "Com a repetição e o tempo, esses novos hábitos podem se tornar instintivos e sustentáveis de maneira natural, reforçados pela percepção de como você se sente melhor de modo físico e mental, de quanto controle você tem sobre o que você come e o quanto você teme a comida e a alimentação social."

Acha que talvez isso não seja possível para você? Eu entendo, também achei. E, às vezes, as mulheres que estão na casa dos 50 ou 60 anos de idade acreditam que a mentalidade da dieta está muito arraigada em sua psique para tentar outra maneira de comer. Mas Aleeza nos garante que não é bem assim: "Todas podem desenvolver uma relação saudável com a comida — mesmo aquelas que estão presas no ciclo da dieta há muitos anos ou alguém com transtorno alimentar. De acordo com a analogia de aprender uma nova linguagem, às vezes você só precisa de alguém para apoiá-la na jornada, motivá-la e dar-lhe confiança para mudar, fornecer as bases e torcer até que se torne natural."

Por fim, eu queria perguntar a Aleeza o que ela recomendaria para quem está lutando contra a comida no momento — qual seria seu melhor conselho?

"Se você está de dieta, por favor, abandone-a. Considere substituí-la por esses comportamentos que não apenas nutrirão seu corpo, mas também ajudarão a regular seus sinais de fome/saciedade e farão você se sentir mais no controle de sua alimentação."

Eu continuo voltando ao fato de que é difícil, e isso não é para desencorajá-la, mas para manter as coisas realistas. O que eu quero que você saiba acima de tudo é que vale muito a pena.

Curar meu relacionamento com a comida mudou minha vida — e você também merece isso.

VAMOS RESUMIR

Se você sente que está pronta para dar os primeiros passos para adotar uma relação mais saudável com a comida, mas não sabe por onde começar, é isso que Aleeza aconselha:

- Alimente-se de maneira regular durante o dia, garantindo que tenha refeições constantes e lanches entre elas, para que você coma algo a cada três/quatro horas.

- Entenda a função dos alimentos, pois cada grupo tem um papel particular em nosso corpo e nenhum deles deve estar fora dos limites.

- Aprenda quais são as porções adequadas para cada um desses grupos para que você coma o suficiente para nutrir seu corpo sem precisar usar regras de dieta, como a contagem de calorias.

- Mantenha um diário para estar mais ciente de como você vê e usa os alimentos, o que a ajudará a determinar se você come conforme suas emoções.

- Pergunte a si mesma se você está fazendo uma quantidade saudável de exercícios. Eles são benéficos para o humor e para os níveis de energia, além de ser uma ótima liberação de estresse e ajudar no sono. No entanto, se você estiver fazendo uma quantidade excessiva de exercícios, se sentindo obrigada ou para se permitir comer, procure ajuda.

CAPÍTULO 10

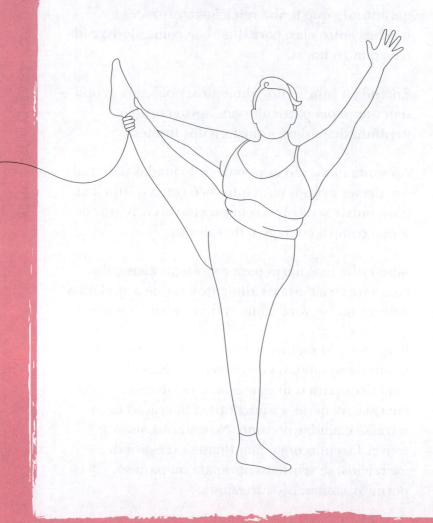

Não tem problema ganhar peso

CAPÍTULO 10 | 206 | SEU CORPO NÃO DEFINE QUEM VOCÊ É

Perda de peso = bom.

Ganho de peso = ruim.

Certo?

Não.

Isso é sem dúvida o que nos foi ensinado — idolatrar os magros e condenar os gordos, mas o ganho de peso, assim como a perda, é uma parte inerente da vida. Ocorre por muitas razões: recuperação de um distúrbio alimentar ou comer transtornado, problemas de saúde mental, estresse, problemas de sono, medicamentos, doenças ou lesões físicas, menopausa, gravidez e muito mais. Às vezes, é por uma razão simples ou boba — talvez você tenha trocado de emprego e não caminhe mais até o trabalho ou talvez esteja se socializando mais do que antes e gostando de comer nessas ocasiões. Seja qual for o motivo, as oscilações de peso são uma parte normal do ser humano e nem a perda nem o ganho devem ser celebrados ou demonizados.

Meu ganho de peso foi resultado da recuperação de um distúrbio alimentar e de comer transtornado. Muitos profissionais de saúde, incluindo nutricionistas e psicólogos, afirmam que todos nós temos um peso e tipo de corpo definidos, determinados pela genética, ambiente e hormônios, que é uma certa faixa dentro da qual seu corpo se acomodará e existirá sem que tenhamos que enfrentar dificuldades. Eu sempre lutei contra meu ponto estável com dieta e restrição, então demorou um pouco para meu peso se estabilizar — o que acabou acontecendo, em grande parte devido à reeducação alimentar depois de uma vida inteira ouvindo fontes externas da cultura da dieta e escolhendo regras aleatórias que acabaram formando minha maneira de comer. Houve também a interferência da compulsão alimentar, que surgiu como uma resposta biológica totalmente normal ao meu longo período de restrição.

O processo foi longo e doloroso. Bastante doloroso, porque atingir meu ponto estável aproximado exigia ganho de peso, e isso era algo que eu havia temido mais do que tudo ao longo da minha vida. Eu estava *com medo* de meu corpo ficar maior e sei que não estava sozinha nisso — muitas de nós têm medo de ganhar peso porque fomos condicionadas a acreditar que ser gorda é uma coisa terrível.

Embora apavorada com a mudança do meu corpo, eu também estava muito desesperada para me recuperar da prisão interna causada pelo transtorno alimentar e sabia que isso significava abandonar a restrição e nutrir uma relação saudável com a comida, o que tornava o ganho de peso inegociável. Mas foi *cruel*. Ver meu corpo crescer a cada dia exigia muito da minha saúde mental, o que não é surpreendente: eu estava indo contra o que passei praticamente a vida inteira tentando alcançar.

Não fui forçada a subir na balança nas minhas sessões de terapia, mas fui bastante encorajada e, como sempre gosto de agradar as pessoas, muitas vezes acabei concordando. Não consigo descrever a angústia de ver os números subirem: dediquei anos da minha vida — sacrificando relacionamentos, oportunidades de carreira e felicidade — à luta dolorosa e desgastante de forçá-los a diminuírem e agora parecia que, de repente, eu estava em guerra comigo mesma... e estava perdendo.

Sempre gostei de roupas um pouco mais largas e andróginas, mas meu guarda-roupa ganhou uma estética totalmente nova durante esse período: usei suéteres que engoliam meu corpo e calças largas para evitar qualquer material grudado nas minhas coxas. Até evitava situações sociais por medo de que as pessoas percebessem que eu havia engordado. Me sentia muito envergonhada e constrangida. Quando via as pessoas, sentia a necessidade de pedir desculpas a elas pelo meu ganho de peso... embora ainda não entenda por que alguém precisaria se desculpar com outra pessoa por sua variação de peso, ou mesmo precisar explicar o motivo? É tão desconcertante e muito desnecessário, óbvio, mas eu sei que muitas de vocês vão se identificar com isso porque as mulheres foram ensinadas a pedir desculpas por seus corpos: eu desafio você a se lembrar de um momento em que foi se depilar, realizar um bronzeamento artificial ou qualquer tipo diferente de tratamento de beleza sem pedir desculpas ao esteticista.

Eu estava muito ciente do contraste entre os comentários que recebi quando emagreci — "Você está incrível!", "Tem o meu corpo dos sonhos!", "Como consegue ser tão magra? Estou com tanta inveja" e "Eu gostaria de ser como você" são apenas uma amostra dos muitos elogios que recebi durante minha fase mais magra (e mais infeliz!) — e o silêncio com o qual meu corpo novo e maior foi recebido.

Enquanto tentava me tornar saudável, eu estava tão consumida pelos sentimentos negativos que demorei um pouco para identificar alguns dos benefícios que engordar pode trazer. Quanto mais eu trabalhava para aceitar meu ganho de peso — e tenho que ressaltar de novo que tive a sorte de poder trabalhar com um psicólogo ao longo do processo — mais meus olhos se abriam para o bem que havia permitido em minha vida. O que mais se destacou foi a percepção de que eu era capaz de comer e de maneira regular. Já mencionei isso antes, mas tenho que reforçar o grande alívio que foi depois de um período tão longo de restrição — quase não acreditei que me *permitiam* comer coisas de que gostava e com tanta frequência. Trazia um sentimento de euforia, mesmo (espero que este livro ajude algumas de vocês a sentirem também). Munida de mais energia e capaz de pensar com mais clareza — tanto porque estava alimentada quanto porque tinha uma mente mais forte, sem a presença constante e opressiva do transtorno alimentar — meu desempenho no trabalho começou a melhorar e comecei a sentir prazer na minha profissão de novo. Com a restrição fora do jogo, também ganhei aptidão mental para outras coisas que antes não conseguia alocar tempo, como desenvolver relacionamentos com minha família e meus amigos. Com as regras alimentares no comando da minha vida, eu não era a melhor companhia: era cabeça quente, egocêntrica e preocupada demais para estar presente. Felizmente, meus amigos, família e ex-namorado entenderam o que eu havia passado e tiveram compaixão. Na questão estética, meu cabelo cresceu muito — ele estava mais fino do que nunca e em más condições após anos de desnutrição — e minha pele trocou sua opacidade por um leve brilho.

Minha mãe resumiu tudo isso quando me disse: "Você recuperou seu brilho. Antes, você era apenas uma carcaça de si mesma."

Reconheço que isso é exclusivo da recuperação de distúrbios alimentares e há outras razões para o ganho de peso que podem não trazer os mesmos benefícios. Esta é minha história e minha experiência, mas há outras experiências, é claro — depende muito do indivíduo e das circunstâncias.

Todas essas vantagens superaram *em muito* qualquer prazer aleatório, passageiro (sempre era breve, não importa quanto tempo eu tentasse prolongar) que vivi por ter um peso menor; só demorei um pouco para notar. Isso eu me compadeço, já que todos nós crescemos em uma cultura gordofóbica que nos ensinou que ser magro era a melhor coisa que um ser humano poderia alcançar.

Carregada de perspectiva e compreensão do meu processo de ganho de peso, resolvi ajudar outras mulheres que estão sofrendo e passando pelo mesmo que passei. Essa ideia veio à tona durante a pandemia, quando fomos privadas de nossas rotinas e jogadas em situações incertas e inusitadas. Muitas pessoas engordaram e desenvolveram ansiedade como resultado. Conversei com muitas mulheres que temiam a suspensão dos lockdowns porque teriam que encarar outras pessoas que poderiam perceber que haviam engordado. Esse estresse foi agravado pela indústria da dieta, que — como de costume — lucrou com essa nova insegurança em massa e aumentou seus esforços para nos vender soluções para perda de peso. A mídia e as redes sociais estavam mais preocupadas com a *"Quarantine 15"* — um termo que se refere ao peso ganho durante a pandemia —, na solução rápida e com memes gordofóbicos do que compartilhar conselhos de saúde mental que poderiam *realmente* ser benéficos.

Para combater todas as mensagens que ouvimos da mídia e da cultura da dieta sobre o ganho de peso ser UMA COISA HORRÍVEL e para conter um pouco do pânico em torno desse ganho devido ao lockdown, decidi compartilhar uma série de posts que descrevem minha própria experiência com a mensagem: "Não tem problema engordar." É uma mensagem simples e que deveria estar totalmente implícita, mas, devido à forma como moldamos o ganho de peso, esta é uma postura revolucionária de verdade. Muitas das postagens se tornaram virais e mulheres de todo o mundo me escreveram expressando seu alívio ao ver essa "permissão" sendo concedida a elas. Muitas nem sequer pensaram na ideia de que não há problema em engordar. É triste, não é?

Triste, mas não surpreendente, dado que a forma como a sociedade tende a tratar o ganho de peso em outras pessoas é muitas vezes depreciativa. Narrativas comuns que acompanham são:

- Desistiram.
- Se deixaram levar.
- Jogaram a toalha.
- Não se importam mais com sua aparência.
- Perderam o autocontrole.

Uma pessoa me mandou uma mensagem direta no Instagram depois de uma dessas postagens, dizendo: "Você se deixou levar por completo." Respondi que sim, de fato havia me soltado. Eu me deixei levar e me permiti *viver*, e foi a coisa mais poderosa que já fiz por mim mesma. O ganho de peso era a prova externa e eu estava muito orgulhosa. Ele respondeu com: "OK, mas você ainda é feia."

Desnecessário dizer que o deixei no vácuo.

Eu me deixei levar
e me permiti *viver*,
e foi a coisa mais
poderosa que já fiz
por mim mesma.

Para reivindicar seu ganho de peso e tomar posse da sua narrativa e história precisa ter muita coragem e força, mesmo que isso exija chegar a um acordo, o que sei que pode ser difícil. Para ajudá-la, aqui estão as coisas que serviram para mim durante a minha jornada:

- **Busque a autocompaixão.** Não há problema em sofrer com o ganho de peso e ignorar esses sentimentos, fingindo para si mesma que não é um desafio, pode tornar ainda mais difícil em longo prazo. Permita-se lamentar por seu corpo antigo ou pela fantasia de se ver mais magra. Chore por um momento e aos poucos deixe ir.

- **Pense na relação que você tem atualmente com a balança.** Subir na balança está te fazendo bem ou mal? Acredito que seja o último, dado o poder que a balança tem sobre muitas de nós quando se trata de ditar a autoestima e retirar a força inerente que temos como seres humanos. Considere reavaliar seu relacionamento com ela e se concentrar em entrar em sintonia com seu corpo. Também tenha em mente que as referências de peso que você usa são prováveis de serem estabelecidas por marcadores aleatórios de saúde (como a escala de IMC e o peso que você tinha quando era mais jovem).

- **Diversifique seu feed.** Vamos nos aprofundar nisso no Capítulo 13 com uma possível lista de pessoas a seguir, mas, por enquanto, saiba que é um passo muito necessário. Livre seu *feed* das imagens de magreza ideal que são excessivas nas redes sociais e siga pessoas que se parecem e que não se parecem com você. Abra seus olhos para novos ideais e imagens de beleza.

- **Concentre-se em como você se sente.** É fácil se concentrar no reflexo no espelho ou no número na balança e deixar que lhe afete, mas isso serve apenas para dar poder para a cultura da dieta. Recupere-o entrando em contato com seu corpo: para mim, isso ocorre por meio do exercício. Eu faço uma aula de boxe ou *spinning* e fujo da minha própria mente por um tempo, focando o que meu corpo pode *fazer*, em vez de sua aparência. Acho bastante eficaz para mudar minha mentalidade e abrir espaço para a gratidão pelo meu corpo. Outra técnica que usei — e ainda uso, na verdade — foi fazer uma "meditação de escaneamento corporal" — você pode encontrar uma no YouTube. É um exercício de áudio guiado que transfere a sua atenção pelo corpo todo de maneira suave e que tem como foco trazer consciência para a infinidade de sensações que ocorrem nele, oferecendo gratidão e compaixão, permitindo um maior sentimento de conforto. A eficácia em me fazer sentir mais em paz com meu corpo é quase instantânea.

- **Pense em um novo guarda-roupa.** Eu sei que isso não é possível para todos — seja por questões financeiras ou pelo fato de muitas mulheres gordas não terem facilidade em encontrar roupas que sirvam a preços razoáveis — mas se puder, fará uma enorme diferença, mesmo que você compre apenas três ou quatro novas peças-chave que você pode variar. É bem humilhante ficar de frente com um armário cheio de roupas que não servem mais. Você não precisa do lembrete constante, então seja corajosa e guarde essas roupas onde você não possa vê-las, doe a uma amiga ou instituição de caridade ou participe de uma troca de roupas por itens do seu tamanho. Independentemente do que fizer, considere não se espremer em roupas que não servem: quando você o faz está enviando uma mensagem clara para o seu corpo de que ele não merece conforto, só que ele merece mais do que tudo.

◆ **Preste atenção ao seu guarda-roupa.** OK, então você fez uma limpa e agora está enchendo seu armário com roupas novas — certifique-se de que elas não sejam apenas adereços para esconder seu corpo. Procure coisas no seu estilo, que você se sinta bem e que goste de usar. Sobrecarregar o corpo com roupas que não se comprometem a mostrá-lo ao mundo é uma forma de permitir que a vergonha domine. Claro, você pode ter preferência por roupas grandes e não há nada de errado com isso, mas se certifique de que é apenas por estilo e não por uma obrigação de esconder seu corpo.

◆ **Não glamourize seu corpo antigo.** Isso tem uma relevância especial para pessoas que se recuperaram de um distúrbio alimentar ou comer transtornado — é fácil esquecer o que estava acontecendo durante o período em que tinha um corpo mais magro. Lembre-se de por que era importante você seguir em frente.

◆ **Reconheça que os corpos mudam.** Se o seu ganho de peso for devido a outro motivo, lembre-se de que está tudo bem também. Os corpos mudam, faz parte do ser humano e é só por culpa do mundo em que vivemos que emagrecer é considerado bom e engordar ruim.

- **Livre-se da vergonha.** Sua mudança de corpo não merece nenhum tipo de pena, isso é uma emoção muito negativa que não traz nenhum benefício. Ela precisa ficar no passado e, segundo a famosa citação de Christiane Northrup: "A vergonha não pode existir na luz." É claro que não estou recomendando que você me copie e peça desculpas a qualquer um e a todos pelo seu ganho de peso, mas falar sobre o assunto em situações em que você se sente segura pode ser bastante útil para desabafar e se aproximar da aceitação.

- **Estabeleça limites com pessoas imersas na cultura da dieta.** Esteja sempre ciente das suas escolhas e do que não precisa no momento, e não tenha medo de estabelecer limites com pessoas que estão envolvidas em conversas sobre dieta/peso e fazem você se sentir deslocada.

- **Tente ganhar perspectiva.** Eu sofri para achar um jeito de dizer isso porque não quero minimizar sua dor de forma alguma. No entanto, ganhar perspectiva foi muito útil para mim — identificar as coisas pelas quais eu era grata em minha vida me permitiu expandir minha visão limitada e me concentrar em outras áreas mais importantes da minha vida. Eu sei que é mais fácil falar do que fazer, mas o diário de gratidão é muito útil para ganhar perspectiva.

- **Viva sua vida.** Por favor, não cancele planos ou evite ocasiões sociais porque engordou. É um

"A vergonha não pode existir na luz."

CHRISTIANE NORTHRUP

clichê, mas é verdade: você tem uma vida só e ela é muito curta para passar escondida em sua casa porque está se preocupando com o que as pessoas pensam sobre seu corpo. Você está se desmerecendo e eu garanto que não vai fazer você se sentir melhor.

- **Nutra seu corpo.** É muito importante — tente se reconectar com seu corpo e seus sinais de fome e saciedade e tente praticar a alimentação intuitiva. Seu corpo merece ser bem nutrido e tratado, não importa o seu peso.

- **Existe um lado positivo?** Observe se houve algum resultado positivo quanto ao seu ganho de peso. Por exemplo, se é resultado de desistir da restrição, será útil listar seus "motivos para se recuperar" (melhor relação com a comida, liberdade alimentar, mais energia, mais clareza mental e uma vida profissional e social melhor podem ser alguns dos benefícios).

- **Aprenda sobre a gordofobia.** Reveja o Capítulo 6, se precisar. A gordofobia é a razão pela qual somos tão desconfortáveis com o ganho de peso, então aprender e enfrentá-la ajudará a trazer mais paz para seu corpo.

- **Lembre-se de que o ganho de peso não é de todo ruim.** A cultura da dieta tem sido severa em relação a essa crença, mas engordar não é uma coisa ruim; com certeza não é um fracasso terrível, é apenas uma parte normal de ser humano. Não podemos esquecer do papel que o patriarcado tem a desempenhar nesse ponto — notam como o ganho de peso para os homens é muito mais aceito e menos julgado?

- **Seja paciente consigo mesma.** A aceitação do corpo leva tempo e paciência. Entenda que você não vai se sentir bem com seu corpo da noite para o dia e fique em paz com a jornada.

- **Obtenha ajuda profissional se precisar.** Se o ganho de peso está afetando sua vida de forma séria, a melhor coisa que você pode fazer por si mesma é procurar ajuda. Estou muito ciente de que a terapia não é uma possibilidade para todos, mas se puder procurar ajuda profissional de alguma forma, eu recomendo muito.

- **Saiba que você é muito mais do que seu corpo.** Você é muito mais do que um número na balança ou um tamanho de vestido. As coisas boas e importantes não estão no exterior, portanto,

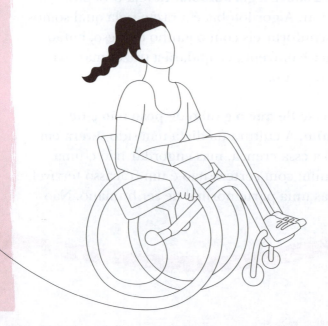

não deveria importar como seu corpo aparenta e se você perdeu ou ganhou peso. Isso delimita todas as características incríveis que temos como indivíduos. As pessoas ao seu redor ainda te amam, não importa sua forma ou tamanho — e se não amarem, isso é um problema deles, NÃO um problema *seu*.

Embora essas sejam todas as coisas saudáveis que você pode implementar para estimular e acelerar sua jornada de aceitação, existem alguns "não mesmo" que você deve tentar evitar a todo custo se estiver sofrendo com o ganho de peso:

- **Não entrar em pânico.** O pânico é inútil — não é uma emoção positiva e ir em direção a ele pode encorajar um comportamento punitivo, o que o levará a um território perigoso.

- **Não faça uma dieta da moda.** Eu sei que pode parecer tentador no momento, mas, como já exploramos em detalhes, as dietas não funcionam. Se você perder peso, é provável ele que volte — e possivelmente até mais.

- **Não pule refeições.** De novo, é tentador pular refeições quando você está se recuperando do choque do ganho de peso, mas isso só causa problemas como desestabilizar o açúcar no sangue e incentivar a compulsão alimentar. Tente planejar suas refeições com antecedência para manter a sensação de segurança e estabilidade.

Não corte certos alimentos. Eu costumava restringir os carboidratos quando percebia que havia engordado — pensei que essa era a maneira mais rápida de emagrecer, mas tudo o que fez foi me deixar obcecada por carboidratos porque era algo proibido.

Não se puna. Como sabemos, a vergonha não é uma emoção positiva e ficar na sua frente no espelho xingando você mesma não a beneficiará de forma alguma. Se estiver fazendo isso, tenha mais compaixão.

Não exagere. Por favor, mantenha a quantidade normal de exercício físico, mas não aumente na tentativa de perder o peso ganho — isso pode levar a uma relação doentia com o exercício e potencialmente prejudicar seu corpo.

Reconheça e confronte o sentimento de ser menos "atraente". Se você está sofrendo por se sentir menos atraente após engordar — porque a cultura da dieta considera a magreza atraente e a gordura feia, é claro — saiba que está tudo bem. É importante reconhecer como você se sente. Mas também é importante lembrar que, em primeiro lugar, ninguém está te analisando tanto quanto você. As pessoas podem nem notar qualquer ganho de peso — e se o fizerem, por que isso a tornaria menos atraente para elas? O que torna as pessoas *realmente* atraentes não é a aparência. Isso não é algo banal, é um fato nu e cru. E se *estão* julgando você, talvez seja hora de questionar se são dignos de seu tempo e energia.

Mesmo se estiver colocando tudo isso em prática, há certas coisas que podem aparecer e nos atrapalhar. Para mim, foi ver fotos minhas de quando eu era mais magra. Sofri com o desejo por aquele corpo e me senti como se estivesse presa em uma rotina de comparar meu eu atual com o meu antigo. Sei que isso é um grande problema para muitas de vocês também, em especial por conta dos lembretes constantes no Facebook e Instagram de fotos antigas — recebo mensagens todos os dias de mulheres que estão se acostumando com seu novo corpo e, de repente, são provocadas por fotos passadas. Eu entendo, já passei por isso. Por favor, marque este capítulo para que, sempre que acontecer, você possa voltar e ler os conselhos de novo. Se for algo que aparece com frequência, é possível bloquear memórias no Facebook.

Outra coisa que pode desencadear muitos sentimentos são as reações de outras pessoas. Na maioria das vezes, essas reações vivem em nossas cabeças e não na vida real. Temos medo do que possam pensar sobre nosso ganho de peso, ou que possam fofocar para os outros, e esses pensamentos podem ser difíceis.

Quando comecei a engordar, chorei para minha terapeuta: não conseguia suportar a ideia das pessoas falando sobre meu peso pelas minhas costas. Nunca esquecerei as duas palavras que ela me disse que ajudaram a mudar minha perspectiva por completo sobre o assunto: "E daí?" Eu realmente não sabia por que seria uma grande questão e eu não conseguia resolver. Os pensamentos não foram amenizados de imediato por suas palavras, mas é certo que plantaram uma semente de dúvida: *realmente* importa se as pessoas percebem que engordei? Eu não tinha mais certeza. Por fim, descobri que não, realmente não importa, porque o pensamento das outras pessoas sobre mim não tem nada a ver comigo

— não afeta e não deveria afetar minha vida. Alguém nota meu ganho de peso — e depois? Podem dizer a outra pessoa: "Ela engordou?" — e depois? O mundo continua girando, né?! Eles continuam a viver a vida deles e eu continuo a viver a minha. Não significa nada de verdade.

Outra coisa a considerar com muita seriedade é que as pessoas muitas vezes estão envolvidas demais em suas próprias vidas e inseguranças para se importar. Sim, podem notar seu ganho de peso (também podem não notar!), mas eles estão muito envolvidos em si mesmos para fazer qualquer coisa além disso... Se o fizerem e forem uma daquelas pessoas que comentam sobre o peso de outras, devo reforçar que é um problema deles, não seu. É quase certo ser uma grande indicação de suas próprias pressões internas e lutas com a imagem corporal — não é certo, mas é verdade. Sinta pena por eles estarem vivendo com esses problemas não resolvidos, mas não deixe que sejam projetados em você.

Certo, UAU. São muitas informações e muitos conselhos, eu sei. Coloquei tudo o que pude neste capítulo porque já passei por isso, eu entendo e quero te proporcionar algum alívio e uma alternativa aos sentimentos de vergonha e decepção que o ganho de peso pode trazer. Espero não parecer que estou dando sermão, porque sei bem o quanto pode ser difícil. Houve muitos altos e baixos e idas e vindas para mim antes que eu pudesse aceitar meu novo corpo — tive muita dificuldade de colocar em prática muitos desses conselhos. Especialmente a compaixão, que é o componente vital que sustenta tudo. Mas é tão imprescindível, e se há uma coisa que você queira carregar contigo sobre este capítulo, que seja isso. Seu corpo a acompanhou por toda a sua vida até agora — é algo a ser celebrado. Ele não merece ser tratado com nojo, vergonha e ódio. Você precisa tratar seu corpo com carinho; você não merece nada além de bondade.

> *E lembre-se: ocupar espaço é permitido. Você não precisa ser a menor versão de si mesma para ser aceita.*

Agora leia de novo.

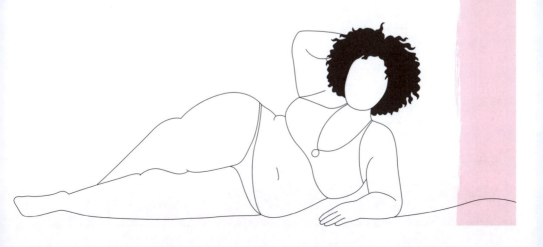

CAPÍTULO 11

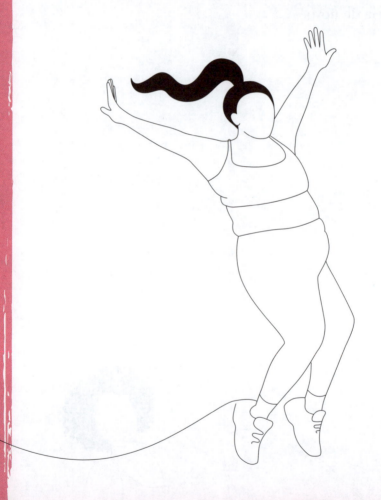

Ser saudável não significa ser magro

CAPÍTULO 11 | 228 | SEU CORPO NÃO DEFINE QUEM VOCÊ É

Fazer exercícios sempre foi muito complicado para mim.

Desde o momento em que entendi que isso pode afetar o peso, ficou indissociável à aparência do meu corpo.

Por volta dos 14 anos de idade, encontrei um livro na biblioteca que recomendava exercícios para obter uma barriga reta. Levei-o para casa e passei todas as noites do mês seguinte trabalhando em abdominais e elevações de perna, animada para acordar uma manhã e ver uma barriga perfeitamente reta. Claro que isso não aconteceu — apesar dos conselhos muitas vezes oferecidos em revistas, no Google e até mesmo por profissionais de saúde, você não pode se exercitar para ter uma "barriga negativa" —, então, passei a ficar em posição de prancha por dez minutos todos os dias porque li que *aquela* era a melhor maneira de tonificar o abdômen. Só que logo percebi que não estava mudando o que eu via no espelho, então passei para outra coisa...

E foi assim que meu relacionamento com o exercício continuou pelos próximos 15 anos ou mais: começar um novo tipo de regime, me acabar de correr durante um mês ou mais, depois voltar a não fazer exercícios e prometer manter o controle quanto à minha ingestão de alimentos. Qualquer um que você pensar, eu já tentei: corrida, *spinning*, dança, natação, squash, levantamento de peso, pilates, ioga e circuito em várias academias diferentes.

Eu até fiz um *bootcamp*, um programa de treinamento físico de uma semana quando tinha 22 anos de idade. Foi a semana mais exaustiva da minha vida em termos físicos. Eu consumi cerca de mil calorias por dia, enquanto meus colegas de treinamento e eu ficávamos das 7h às 16h fazendo vários tipos de exercícios intensos, incluindo corrida, circuito, boxe e caminhada. Lembro-me de gritarem com uma garota que estava com ânsia de vômito para que continuasse fazendo *burpees*, um tipo de flexão com salto, ou "o grupo pagará!". Foi tão infernal quanto parece. Mas o pensamento de emagrecimento — que não era necessário de forma alguma, já que eu estava pesando muito pouco — me fez continuar.

Perdi peso, cheguei em casa e comecei a treinar circuitos cinco dias por semana, pois estava com medo de recuperar o que havia perdido. No entanto, esses exercícios, que eu gostava menos a cada semana, não eram sustentáveis — e acredito não serem saudáveis mesmo sem ser especialista — e logo caíram no esquecimento.

Além de um meio de controlar meu peso, eu usava o exercício como punição por comer demais. Se ultrapassasse meu limite de calorias autoimposto, eu utilizava o exercício como um meio de apaziguar a raiva que sentia de mim mesma pelo "exagero". Foi algo bastante desequilibrado — mas suspeito que muito dessa experiência possa estar ressoando a algumas de vocês...

Mas... por quê? Por que algumas de nós temos esse relacionamento conturbado com o exercício? Falei com Tally Rye, uma *personal trainer* que prioriza a saúde e o processo intuitivo para explorar essa questão.

"Quando crianças, movimentar o corpo era brincadeira, aventura e diversão com nossos amigos. Mas, quando crescemos, para a maioria isso logo evoluiu para formas rígidas de exercício, tornando-se punição e penitência por desfrutar de comida, além de ser uma maneira de controlar o peso e aparência para se adequar aos padrões de beleza da sociedade", comenta.

Basicamente, o que antes parecia alegre e livre se torna um fardo com regras e rigidez, com um novo significado: controle sua aparência. Tudo introduzido, é claro, pela cultura da dieta, por meio da ideia de que é necessário ter uma certa aparência (magra) e nos conformarmos a um padrão limitado de beleza. A indústria *fitness* lucra, explorando a cultura da dieta ao comercializar seus produtos com a promessa de transformações — você sabe, o clássico "antes e depois" — para perder peso e "entrar em forma". (Observação: você já está em forma. O que é "em forma?" Em que forma?) O exercício não é mais sobre o prazer de movimentar seu corpo, trata-se de modificá-lo, e os consideráveis benefícios não relacionados à aparência do condicionamento físico são ignorados em grande parte.

Por meio da combinação tóxica da cultura da dieta e da indústria *fitness*, o exercício físico torna-se sinônimo de magreza. O uso de fotos de transformação em particular serve como reforço: a foto do depois nunca mostra uma pessoa que ganhou peso, certo? Estão sempre em um corpo visivelmente menor, perpetuando a (falsa) narrativa de que você precisa ser magra para estar em forma, e que estar em forma é estar magra. Mas, como Tally aponta, "estes são dois objetivos muito diferentes". As mudanças quanto ao nível de condicionamento físico quase não são mencionadas em histórias de transformação e, se forem, são secundárias à quantidade de peso perdido. Em uma cultura obcecada pelo peso, não acho que nada disso seja surpreendente, mas é bastante tóxico, certo?

Até alguns anos atrás, eu não acho que poderia ter listado outras razões para se exercitar sem ser a perda de peso (talvez "bom para o coração"). Em quantas você consegue pensar? Há tantas, tantas — elas apenas não são mencionadas o suficiente. Aqui estão algumas para nos fazer pensar:

- **Melhora do humor e bem-estar.** Quando nos exercitamos, nosso corpo libera substâncias químicas chamadas endorfinas, que desencadeiam uma sensação positiva no corpo. Foi demonstrado que o exercício melhora o humor e diminui os sentimentos de depressão, ansiedade e estresse, além de aumentar nossa autoestima.

- **Melhora da cognição cerebral.** Ao aumentar a frequência cardíaca, o exercício promove o fluxo de sangue e oxigênio para o cérebro, auxiliando a saúde e a memória cerebral e protegendo a função mental entre os adultos mais velhos.

- **Beneficia os músculos.** Atividades de fortalecimento muscular, como levantar pesos, podem ajudar a aumentar ou manter a massa e a força, o que pode ser benéfico para adultos mais velhos em especial, pois a redução da massa e da força muscular pode se tornar um problema à medida que envelhecemos.

- **Beneficia os ossos.** Da mesma forma que o exercício afeta os músculos, impacta também os ossos, tornando-os mais fortes. Quando somos mais jovens, o exercício é importante para formar a massa e, quando somos mais velhos, é essencial para manter a força óssea. Quando você se exercita de maneira regular e consome nutrientes suficientes, seus ossos se adaptam, ou seja, constroem mais massa e tornam-se mais densos. Dois milhões de pessoas no Reino Unido têm osteoporose, sendo que as mulheres correm um risco muito maior de desenvolver esse problema. Exercitar-se de forma regular ao longo de nossas vidas é uma maneira de nos protegermos.

- **Aumenta os níveis de energia.** Movimentar-se mais pode ajudar a fornecer energia por meio de vários mecanismos, incluindo aumentar a circulação de oxigênio dentro do corpo.

- **Auxilia no sono.** Foi comprovado que o exercício regular ajuda a relaxar e dormir melhor, além de aliviar a sonolência diurna.

- **Reduz o risco de doenças crônicas.** Foi evidenciado que o exercício regular melhora a sensibilidade à insulina e a saúde do coração, além de diminuir a pressão arterial e os níveis de colesterol.

- **Contribui para a saúde da pele.** O exercício moderado fornece proteção antioxidante e melhora o fluxo sanguíneo, o que pode proteger sua pele e contribuir para a saúde geral dela.

- **Aumenta o desejo sexual.** Estudos mostram de forma regular que o exercício aumenta a libido e melhora a função sexual.

Mas é importante saber que, para obter muitos desses benefícios, não precisamos fazer exercícios exaustivos e intensos. Você não precisa sair e comprar uma roupa de academia, completar cinco sessões de HIIT em uma semana e não conseguir se mover por mais uma semana depois: já será bom sair do sofá, movimentar-se e aumentar sua frequência cardíaca. De acordo com o Serviço Nacional de Saúde do Reino Unido, adultos de 19 a 64 anos de idade devem praticar pelo menos duas horas e meia de exercícios aeróbicos por semana — mas isso já inclui apenas caminhar em algum lugar em um ritmo decente.

Então por que acreditamos que "o que não te desafia, não te transforma" (para citar um famoso ditado da indústria *fitness*)? Por causa da cultura da dieta, é claro. "A cultura da dieta nos diz que o exercício é apenas um meio para a perda de peso e para a transformação, que é só uma ferramenta de fiscalização corporal — portanto, o objetivo é consumir e queimar alimentos, e as calorias se tornam o foco", comentou Tally Rye. Muitas das mensagens das indústrias de dieta e *fitness* enviam um sinal claro: o exercício não é algo para desfrutar, mas para suportar, com o objetivo de perder peso.

Existem inúmeros exemplos passados da cultura pop que reforçaram uma visão tóxica do exercício — e, infelizmente, não são tão antigos. Em 2020, a BBC exibiu um programa chamado *The Restaurant That Burns Off Calories*. Apresentado por um maître e um médico, o programa mostra vinte pessoas almoçando em um restaurante antes de revelar que havia uma academia anexa, onde outros 25 indivíduos estavam se exercitando em bicicletas ergométricas, esteiras e máquinas de remo para "queimar" as calorias consumidas pelos clientes. O programa foi recebido com revolta e a instituição de caridade britânica para distúrbios alimentares BEAT o condenou publicamente. "Sabemos que o mito de que todas as calorias ingeridas devem ser eliminadas por meio do exercício tem o potencial de ser devastador para aqueles que sofrem ou são vulneráveis a distúrbios alimentares", declarou a diretora de serviços da BEAT, Caroline Price, no comunicado. "Ser informado sobre a quantidade de exercício necessária para queimar alimentos específicos aumenta os riscos de desencadear a doença ainda mais, e, por isso, aconselhamos que qualquer pessoa sensível evite essas fontes de informação." Embora o programa tenha sido bastante prejudicial para pessoas com distúrbios alimentares, também reforçou a visão da cultura da dieta sobre o exercício como uma simples forma de queimar calorias e neutralizar o consumo de alimentos.

Desfazer todo o descondicionamento que vivenciamos — com cultura de dieta, imagem corporal e exercícios — não é uma tarefa da noite para o dia.

Eu ainda estou trabalhando na minha relação com o exercício e acho que ainda pode demorar um pouco. Dado que meu foco tem sido em alimentação e nutrição durante minha recuperação de transtornos alimentares, o exercício teve que ficar em segundo plano. Então, embora eu saiba que todos os conselhos neste capítulo são verdadeiros e são o que eu deveria estar praticando, me sinto um *pouco* como uma fraude ao escrever esta parte! Mas eu vou chegar lá.

No entanto, minha atitude e meus sentimentos em relação ao exercício melhoraram *muito* desde os dias em que eu pulava de uma dieta insustentável para outra a fim de encontrar algo que mudasse meu corpo. Em vez de ver o exercício como algo a ser feito com o único propósito de alterar minha aparência, mudei a percepção para algo que faço porque sei que faz bem — tanto para a minha saúde física quanto mental. Não me entenda mal, às vezes não estou muito empolgada em malhar, mas valorizo o que faz por mim e sei que meu humor fica melhor no final.

Desassociar o exercício da perda de peso foi difícil para mim. Mesmo quando pensei que estava conseguindo separar os dois, percebi que pensamentos antigos se infiltraram. É um processo. Desfazer todo o descondicionamento que vivenciamos — com cultura de dieta, imagem corporal e exercícios — não é uma tarefa da noite para o dia. É algo em que temos que trabalhar, e tudo bem. De vez em quando, ainda tenho alguns pensamentos involuntários e conturbados que surgem quando se trata de minha forma física — por exemplo, quando estou em uma aula, posso ficar tentada a ultrapassar os limites do meu corpo ou posso me pegar pensando em fazer uma aula no dia seguinte a uma refeição pesada — mas sou capaz de identificá-los e uso a autocompaixão para me encorajar a entrar em um modo mais racional e consciente, e acredito que é isso que importa.

VOCÊ TEM UMA RELAÇÃO SAUDÁVEL COM O EXERCÍCIO?

Você pode responder automaticamente "sim", mas como a cultura da dieta e *fitness* estão tão entrelaçadas, muitos de nós temos um relacionamento complicado com exercícios sem nem sequer perceber — e suspeito que muitos de vocês ao ler esta seção a seguir podem se surpreender com os possíveis sinais de alerta que surgirão:

VOCÊ SE EXERCITA PARA COMPENSAR AS CALORIAS CONSUMIDAS? Por exemplo, você já correu apenas porque fez uma grande refeição ou comeu "muitos carboidratos" na noite anterior e você sente, em algum nível, que deve "compensar" por isso? Nutrir seu corpo não é algo a ser punido. Uma obsessão em tentar queimar a comida por meio do exercício pode ser classificada como uma forma de transtorno alimentar, chamada bulimia do tipo não purgativo.

VOCÊ ESTÁ TENTANDO MUDAR PARTES ESPECÍFICAS DO CORPO? Talvez você esteja obcecado em ter uma barriga reta ou seus treinos são baseados principalmente em tonificar suas coxas e bumbum. Isso indica um problema em potencial com a imagem corporal, pois a preocupação com a aparência não é saudável de maneira física ou mental, e inúmeras horas de exercícios não vão corrigir seu pensamento.

ALGUMA VEZ VOCÊ SENTE CULPA OU ANSIEDADE QUANDO PERDE UM TREINO? O exercício deve ser uma ferramenta para melhorar nossa saúde mental, não para piorar.

Encontrar um exercício que eu goste muito de fazer foi fundamental para mim. Sempre achei que gostava de circuito, mas acho que, na verdade, tinha ouvido que era ótimo para queimar muitas calorias. Eu costumava me obrigar a correr, mas desprezo bastante a monotonia da corrida. Então passei por um período tentando diferentes tipos de exercícios para ver o que realmente me atraía.

Optei por aulas de *spinning* e boxe. Eu sempre amei boxe, então comprei um curso de aulas, um saco de pancadas e algumas luvas. Agora, é uma atividade que fico ansiosa para fazer. Também gosto muito de aulas de *spinning* — adoro o aspecto divertido e de alta energia — e por isso tento encaixar uma sessão de cada por semana. Às vezes, eu não consigo — no momento, estou bastante ocupada escrevendo este livro, então não fiz nada por algumas semanas, e está tudo muito bem. Sou compassiva e paciente, e só vou fazer o que parece certo para mim.

Eu encorajo você também a refletir sobre o que acha que pode gostar e o que a faz se sentir bem quando se trata de exercícios — seja fazer isso com amigos, em grupo, ouvindo música ou podcasts, ao ar livre ou praticando esporte. E tenha tempo e paciência — se você passou a vida inteira odiando o exercício e tratando-o como punição, será uma grande adaptação.

O que me leva à intensidade do exercício. Em vez de me punir com treinos cansativos que me deixavam exausta (porque achava que era o melhor para emagrecer), decidi ouvir meu corpo e deixar que ele me conduzisse. Se eu for a uma aula de *spinning*, estiver empolgada e me sentindo cheia de energia, tentarei acompanhar o instrutor. Mas se eu for e perceber que estou sentindo que quero pegar um pouco mais leve, faço no meu próprio ritmo. Agora sei que não sou um "fracasso" se eu tentar e decidir que não estou pronta ou se não fizer o que me propus a fazer. Há muitos fatores em jogo quando se trata do quanto podemos estar nos sentindo dispostas, como hormônios e saúde mental, e permanecer em sintonia com o corpo e respeitá-lo é muito importante e um verdadeiro indicador de sucesso para mim.

Essa é a minha história, mas eu queria uma orientação vinda de uma especialista para promover uma melhor relação com o exercício, então perguntei a Tally Rye, pioneira do movimento intuitivo. Ela explica que o movimento intuitivo é um modelo para ajudar as pessoas a dar um passo para trás e reavaliar sua relação com o exercício, para que possam se afastar da cultura da dieta, reconstruir e recuperar a confiança e a conexão nelas mesmas, para que o exercício se torne uma experiência positiva e alegre.

Aqui estão os nove princípios do movimento intuitivo, conforme descrito no livro de Rye *Train Happy* [sem tradução no Brasil]:

1. REJEITE A MENTALIDADE DE DIETA. "Trata-se de mudar a intenção por trás do exercício e encontrar sua própria motivação intrínseca para se movimentar. Comece reconhecendo o impacto negativo que o condicionamento físico centrado no peso teve e tome uma decisão consciente para que o movimento se torne alegria, autocuidado, comunidade e um desafio físico divertido", escreve Rye. Ela recomenda reorganizar suas redes sociais para refletir essa ideia, deixando de seguir a hashtag da cultura da dieta #*focoforçafé* e seguindo diversas contas que mostram exercícios alegres de várias maneiras e por uma variedade de pessoas: @meg.boggs, @kanoagreene, @jonelleyoga, @missfitsworkout, @sophjbutler e @fatgirlshiking são algumas sugestões com conteúdo em inglês para você começar. Seguir essas criadoras de conteúdo brilhantes não apenas ajudará a mudar sua mentalidade de ver o exercício como algo que pertence apenas a alguém magro e sem deficiência para qualquer pessoa interessada, mas também ajudará a restabelecer a alegria de se exercitar longe de qualquer tipo de controle perturbador. "Esta é uma oportunidade para pensar em abandonar as ferramentas da cultura da dieta, incluindo fazer uma pausa nos relógios inteligentes e interromper as imagens de progresso, balanças e medições."

2. HONRE SEU DESEJO POR EXERCÍCIOS. Assim como na alimentação intuitiva, trata-se de conscientizar-se sobre a vontade do seu corpo de se movimentar ou descansar. "Se você não tem certeza por onde começar, estas perguntas podem ajudar:

- Como você gostaria de mover seu corpo?
- Quanta disposição você sente hoje?
- Quando você quer se exercitar? Que hora do dia parece melhor?
- Por quanto tempo você quer se exercitar?
- Quando seu corpo pede descanso? Quais são esses sinais?

Ouvir as respostas do seu corpo às perguntas anteriores significa que você pode começar a se exercitar em suas *próprias* condições. Ao atender às suas necessidades de descanso e movimento, você fortalecerá a confiança e os sinais ficarão cada vez mais claros."

Isso tudo parece tão... simples, e óbvio, certo?!

No entanto, muitas vezes nos esforçamos para ignorar os sinais do corpo na busca pelo controle de peso. Reconectar-se com ele parece mágico depois de proibi-lo de falar por tanto tempo.

3. DÊ A SI MESMO PERMISSÃO TOTAL PARA DESCANSAR. Infelizmente, temos sido condicionados pela cultura da dieta a temer o descanso e sentir culpa por não nos movimentar. "Mas o descanso é um elemento crucial de uma relação sustentável e saudável com o exercício. Este princípio é sobre ressignificar o descanso e desafiar o diálogo interno que nos diz que é 'errado' ou 'preguiçoso' ou 'vai desfazer todo o seu trabalho duro'."

Você pode resolver isso dando a si mesma constantes permissões para descansar. Pode parecer desafiador e desconfortável, mas é fundamental. Você pode acreditar que, caso se permita descansar, nunca mais fará exercícios de forma voluntária, mas, na realidade, respeitar o descanso ajuda a criar uma sensação de segurança e confiança que permite que você explore o movimento de uma maneira que seja boa para você, no seu próprio ritmo e somente quando estiver pronta.

4. FAÇA AS PAZES COM O EXERCÍCIO. "Da mesma forma que a cultura da dieta nos ensinou que há alimentos 'bons' e 'ruins', ela fez o mesmo com o condicionamento físico", comenta Rye. "Por exemplo, muitas de nós pensamos que exercícios que estimulam o suor são 'bons' por conta da narrativa subjacente de que um 'bom' exercício consiste na queima de calorias, e exercícios de baixa intensidade como ioga são 'ruins' porque não cansam o corpo do mesmo jeito."

Mas essa é a coisa: nenhum é melhor que o outro, pois todas as formas de movimento têm sua própria função e lugar em nossas rotinas. Em vez de quantas calorias ele queima, trata-se da intenção por trás do treino e, quando mudamos nossa mentalidade para nos movimentarmos por autocuidado, as escolhas dos exercícios que fazemos também muda. Para mim, honrar essa mudança significou abandonar o treinamento HIIT. Se você gosta, é ótimo — mas vamos apenas dizer que não é para mim! A constante incerteza de "vou vomitar?" nunca tornou o treino agradável.

5. DESAFIE A FISCALIZAÇÃO FITNESS. Muitas de nós criamos um conjunto de regras em torno do exercício — mais uma vez, obrigada cultura da dieta! "Talvez você tenha que malhar por uma certa quantidade de tempo e com uma certa intensidade? Ou você deva completar um certo número de sessões por semana e nunca perder uma segunda-feira? Pergunte a si mesma de onde vieram essas regras e como elas fazem você se sentir em relação ao exercício. Provavelmente não tão bem, certo? Então enfrente-as. Por exemplo, você pode ter dito a si mesma que 'deve' malhar por 60 minutos na academia, mas, na verdade, percebe que se sente satisfeita com treinos mais curtos que duram de 20 a 30 minutos. Portanto, respeite sua vontade e faça o que for melhor para você."

Lembro-me de pensar que, se o treino não durasse muito, não valia a pena. E, assim, eu me esforçava para atingir um certo período de tempo, apesar de meu corpo não estar disposto a cooperar. Isso, é claro, não apenas significava que eu o estava ignorando, mas também contribuía para consolidar o exercício como algo a ser suportado, em vez de desfrutado.

6. DESCUBRA A SENSAÇÃO DE BEM-ESTAR. "O exercício *não* é uma forma de punição e nunca deve ser motivado por culpa e vergonha", afirma Rye. "Em vez disso, trate o movimento como uma forma de autocuidado, autorrespeito e autoexpressão. Concentre-se em como as atividades escolhidas fazem você se sentir bem — orgulhosa, forte, confiante, poderosa, conectada a si mesma e parte de uma comunidade." Descobri que, para mim, reformular o exercício como parte da minha rotina de autocuidado era poderoso — vê-lo como algo que eu arrumo tempo para fazer apenas para mim e só para mim, para manter minha mente bem, foi uma mudança bastante positiva.

7. SAIBA COMO PODE AJUDÁ-LA A GERIR AS EMOÇÕES. "O exercício pode ser uma ferramenta terapêutica para nos ajudar a construir força interior e resiliência para que possamos aprofundar nossos sentimentos e emoções", comenta Rye. É claro que não deve ser usado no lugar de terapia ou medicação, mas é um instrumento poderoso em paralelo. Isso pode incluir desacelerar em dias tristes e entrar em sintonia com a emoção por meio de uma sequência de ioga (não tenho certeza de que ioga é para mim — acho que sou muito impaciente e preciso de estimulação constante, então é um pouco lento, MAS eu sei que tem um impacto muito positivo em inúmeras pessoas), colocando luvas de boxe e eliminando o estresse (bem mais a minha praia!) ou entrar em contato com a natureza para ter uma perspectiva da vida. Muitas vezes usamos o exercício como meio de evitar emoções, mas a abordagem intuitiva trata de reconhecer e trabalhar com elas. E eu não sei para você, mas qualquer outra maneira de gerenciar minhas emoções, muitas vezes avassaladoras, é sempre bem-vinda!

8. ACEITE SEU CORPO COMO ELE ESTÁ AGORA. Como espero que tenhamos concordado até agora, seu corpo não é um "antes" esperando um "depois". Você não precisa pesar menos para "poder" praticar exercícios. "A prática de exercícios não é reservada apenas para pessoas magras — pode e deve ser para todas, algo que você verá refletido nas contas do Instagram que recomendei antes. À medida que começamos a aceitar nossos corpos, paramos de lutar contra eles e aprendemos a trabalhar *junto* a eles, com respeito, bondade e compaixão."

Este parece um bom momento para falar sobre *aquele* escandaloso caso do manequim de tamanho plus size da Nike. Em 2019, a marca de roupas esportivas revelou uma linha de manequins plus size em sua principal loja em Londres e, embora a mudança tenha sido vista como um passo muito positivo para a inclusão, também gerou críticas. Uma jornalista escreveu um artigo para um jornal muito conhecido intitulado *"Obese mannequins are selling a dangerous lie"* [*"Manequins obesos estão vendendo uma mentira perigosa"*, em tradução livre]. A crítica foi pesada para muitos que se sentiram fortalecidos pela inclusão dos manequins plus size, mas espero que tenha sido superado pelas centenas, senão milhares de pessoas que condenaram a reação. No fim, a jornalista acabou escrevendo um pedido de desculpas. Todo corpo merece não apenas roupas normais, mas roupas de ginástica também — porque todo corpo merece praticar exercício, se isso for possível.

9. CUIDE DA SUA RELAÇÃO COM OS OBJETIVOS.

Quando você reduz seu relacionamento com o exercício ao básico a fim de cultivar uma abordagem intuitiva, você pode fazer uma pausa necessária na organização e nos objetivos, o que é muito incentivado. No entanto, quando você está se exercitando em harmonia com as necessidades do seu corpo e se sentindo bem em malhar, você pode querer definir certas metas que gostaria de alcançar, como correr uma meia maratona, e para isso você precisará adicionar orientação e organização de volta. No entanto, ainda estamos indo com calma porque os objetivos e o que fazemos para alcançá-los não são mais rígidos; damos espaço para flexibilidade e opções de descanso extra, incorporamos exercícios de que gostamos e, por fim, ouvimos o corpo primeiro e depois o plano de treinamento. "Pode ser muito legal e motivador ter um objetivo a ser alcançado, mas estamos sendo flexíveis em nossa abordagem", declara Rye. (Observação: você não precisa estabelecer metas se não quiser!)

Lembro-me de quando li o livro de Tally pela primeira vez e fiquei meio impressionada com esses princípios. Eles fazem muito sentido, mas o exercício nunca tinha sido apresentado a mim dessa maneira antes. E acho que o conselho que sustenta todos eles é a compaixão — algo que senti que nunca foi incentivado antes pelos exercícios. Mas empregar a autocompaixão é tão poderoso e tão libertador. Ela tira a pressão e permite que você se conecte com seu próprio corpo… É disso que trata este livro.

Eu sei que há uma chance de você estar se sentindo um pouco perdida agora: ou porque você não faz nenhum exercício e não sabe por onde começar ou porque você percebeu que sua relação com ele não é muito saudável. Mas seja muito gentil consigo mesma e vá aos poucos. Avalie onde você está agora, sinta compaixão — não é sua culpa que você não tem um bom relacionamento com o exercício — e tente reformular como se sente em relação ao movimento. Tenha curiosidade sobre diferentes maneiras de mover seu corpo e explore! A maior parte não será do seu agrado — não foi para mim —, MAS você pode muito bem encontrar algo que ama de verdade.

CAPÍTULO 12

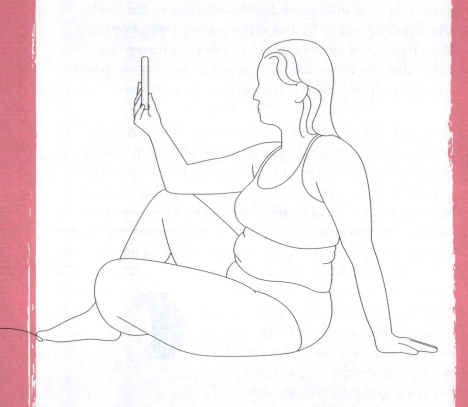

O descondicionamento é poderoso

SEU CORPO NÃO DEFINE QUEM VOCÊ É

CAPÍTULO 12

248

Eu ia começar este capítulo dizendo "nós somos o que consumimos..."

Mas então percebi o que isso me lembrava — aquela tosca frase que todos ouvimos vindo da cultura da dieta: "Você é o que você come."

Muitas vezes, essa frase é pronunciada, projetada para induzir vergonha nas escolhas alimentares, e não é verdade — óbvio. Se você come um biscoito, você não se torna um biscoito. É estúpida.

Mas a verdade é que o que comemos afeta nossa saúde, níveis de energia e bem-estar. Por exemplo, se você quase não come vegetais, é provável que terá dificuldades para fornecer ao seu corpo todas as vitaminas de que ele precisa. Da mesma forma, você não é definida por quem escolhe seguir e interagir nas redes sociais, mas isso *pode* ter uma grande influência na saúde mental e autoestima. Uma pessoa normal do Reino Unido gasta 109 minutos por dia nas mídias sociais — quase duas horas.[34] Portanto, essa interação deve ter um impacto em como nos vemos, e sabemos que causa insatisfação corporal: tanto que dediquei um capítulo inteiro para explorá-la. De fato, a cientista Clarissa Silva realizou estudos em 2017 que mostraram que 60% das pessoas que usam redes sociais acreditam que elas têm um impacto negativo em sua autoestima. Quando você considera essa questão, acho que fica bem claro que controlar de maneira ativa quem você segue e se perguntar como fazem você se sentir é uma parte importante do combate à cultura da dieta e de como melhorar seu relacionamento com seu próprio corpo.

Mas primeiro devemos perguntar... por quê? Por que as redes sociais afetam nossa autoestima? E por que continuamos abrindo os aplicativos, atualizando os feeds, mesmo quando sabemos que nem sempre estamos fazendo uso de uma maneira prazerosa ou saudável?

Em primeiro lugar, acho importante expor o quanto as redes sociais estão entrelaçadas com nossas vidas: uma pessoa de 25 a 34 anos de idade no Reino Unido gasta 137 minutos por dia nas redes sociais, enquanto a nível mundial, a média para essa faixa etária é 157 minutos. Isso corresponde a uma grande parte do nosso dia e, de modo mais específico, uma relevante parcela das mensagens que consumimos e muitas vezes internalizamos. Não parece que isso vai reduzir tão cedo — a tendência é aumentar.

A mídia social depende principalmente de recursos visuais, que é onde os danos começam. Essa natureza visual reforça a ideia de que nossa validação está em nossa aparência e incentiva a auto-objetificação, que é quando damos mais importância para a aparência do corpo, em vez de sua função, e passamos a ver o valor como algo que pode ser julgado apenas com base nela.

A comparação também tem um grande papel a desempenhar. Como discutimos no Capítulo 9, os humanos são programados para fazer comparações e 88% das mulheres admitiram comparar-se a imagens na mídia, com metade afirmando que a comparação é desfavorável,[35] enquanto um experimento de 2011 revelou que "pessoas que seguem usuários atraentes (no Facebook) têm menos emoções positivas e estão mais insatisfeitas com sua própria imagem corporal do que pessoas que seguem usuários menos atraentes".[36]

Embora o Facebook e o Twitter, sem dúvidas, tenham efeitos negativos sobre o usuário, o Instagram foi descoberto como a rede social mais prejudicial de todas para a mente de acordo com um relatório de 2017 intitulado #StatusofMind, que foi publicado pela Royal Society for Public Health. Eles relataram que o aplicativo obteve as notas mais baixas em saúde e bem-estar, com ansiedade, depressão e dismorfia corporal emergindo como alguns dos principais efeitos colaterais negativos.

Nós tendemos a nos comparar com as pessoas ao nosso redor todos os dias, mas essa comparação é muito maior nas redes sociais, nas quais as imagens são tão selecionadas e editadas e *apenas* os melhores lados de alguém tendem a ser mostrados. A maioria das pessoas mais seguidas no Instagram são cantoras, modelos, atrizes e esportistas — o que é problemático quando se considera que, como coletivo, essas pessoas estão muito longe de uma verdadeira representação da sociedade. Muitas vezes, não apenas a aparência delas tem algo a ver com o motivo pelo qual são tão famosas — devido aos padrões de beleza onipresentes, para muitas delas é importante que sua marca tenha uma determinada aparência — mas elas também se esforçam para mantê-la usando diversos meios: como *personal trainers*, chefs pessoais, maquiadores e até se submetem a cirurgias.

No entanto, não são apenas fotos "impecáveis" (pelo padrão da sociedade) de celebridades e modelos às quais estamos submetidas de maneira constante, mas também nossos amigos e familiares... Isso é uma preocupação em especial porque *parece* verdadeiro; ao olhar para uma foto de uma modelo ou uma celebridade, você sabe que é provável que haja coisas como cabeleireiros, maquiadores, fotógrafos e retoques envolvidos, mas quando é uma foto de alguém que conhecemos, você acha que está olhando para uma foto autêntica de verdade. Entretanto, mesmo as imagens postadas por não celebridades e não modelos passam por um rigoroso processo de seleção — sabemos quantas fotos são necessárias para obter aquela selfie perfeita! — seguido de filtros e, mais vezes do que você imagina, edição. Aplicativos de edição para alterar o tamanho do corpo e suavizar a pele são tão comuns hoje em dia que acredito que você possa ter dificuldades para encontrar fotos que não sejam retocadas.

O resultado é que cada rolagem do feed oferece ampla oportunidade para se sentir inadequada. Eu sei porque eu costumava seguir apenas pessoas que retratavam o padrão de beleza convencional e tradicional. Mulheres magras e altas com cabelos longos e sedosos e curvas em todos os lugares "certos". Por quê? Duas razões, a primeira é que não foi até pouco tempo que os movimentos de positividade e aceitação do corpo realmente vieram à tona nas redes sociais; antes de sua popularidade, poucas pessoas que estavam fora desse padrão exibiam seus corpos online. Mas também porque eu tinha sido condicionada a acreditar que apenas um tipo de pessoa (a mulher alta e magra com cabelos longos e sedosos e curvas em todos os lugares "certos") era bonita e, além disso, que ser daquela forma era meu eterno objetivo, porque beleza é sinônimo de felicidade, sucesso, desejo e valor.

Meu feed estava repleto de mulheres com quem eu queria parecer (mas, mais importante, nunca poderia). Pensava que elas serviam como "inspiração" e "motivação" — duas palavras que são, ao que parece, muito associadas ao conteúdo pró-anorexia — mas, na realidade, estavam me levando cada vez mais longe da autoaceitação e da felicidade genuína. Os sentimentos de inadequação que cada rolagem do feed trazia me forçavam a um território mais perigoso — talvez se eu pudesse perder um pouco mais, meu abdômen ficaria reto como o de uma *angel* da Victoria's Secret? Talvez se eu comprar aquele pacote caro de tratamento de celulite, eu tenha coxas lisas e magras como aquela modelo deslumbrante do Instagram?

(A propósito, eu fiz isso e, alerta de spoiler, não trouxe nenhum resultado.) Alimentou minhas inseguranças já existentes até que elas aumentaram tanto que eu me senti muito desconfortável com meu corpo, como se eu quisesse rasgar minha própria pele e apenas... ser outra pessoa. Sentia, lá no fundo, que eu simplesmente não era suficiente.

Quando descobri modelos plus size como Iskra Lawrence e Ashley Graham no Instagram, fiquei bastante surpresa. Eu nunca tinha visto a exibição de corpos que não se encaixassem no "ideal" típico de uma forma tão descarada antes — foi revigorante e chocante. Sinto-me culpada por dizer que fiquei chocada, porque eram apenas fotos de corpos de mulheres — e que ainda são considerados "aceitáveis", o que significa que elas não enfrentam discriminação ou opressão pela sua aparência.

Mas uma vida inteira de condicionamento é assim, e imagino que você tenha tido a mesma reação quando começou a seguir pessoas como eu, por exemplo. Mais uma vez, mesmo que meu corpo não seja marginalizado (sou branca e encontro roupas com mais facilidade), não é o corpo "padrão" que é exibido com tanto orgulho. Normalmente, esses corpos pertencem apenas às modelos e a uma porcentagem muito, muito pequena da população. Mas, assim como o condicionamento é poderoso, o descondicionamento também é.

Aos poucos, comecei a reorganizar meu feed, deixando de seguir aquelas que induziam sentimentos de inadequação e buscando uma gama mais diversificada de pessoas. Segui algumas que se pareciam comigo e outras que não: pessoas de todas as formas, tamanhos, raças, gêneros e habilidades diferentes. Fiquei surpresa com a rapidez com que me acostumei a ver essa diversidade de corpos e, mais importante, como pude ver a beleza neles. Em vez de vê-los como imperfeitos, que é como a sociedade vê qualquer coisa fora do padrão, eu os estava apreciando.

Por sua vez, isso me levou a procurar a beleza dos corpos ao meu redor e, mais importante, no meu próprio. Depois de uma vida inteira acreditando que meu corpo era ruim, que havia algo errado com ele, parecia bastante libertador. Embora a rede social não seja o único componente nesse processo, ela desempenhou um papel enorme e vital.

Por conta disso, quando falo com mulheres em minhas mensagens diretas do Instagram e respondo a frequente pergunta "Como posso me sentir melhor com meu corpo?", as redes sociais muitas vezes são uma das primeiras coisas que menciono. Elas são uma peça fundamental do quebra-cabeça que montamos que nos permite lidar com a imagem corporal negativa criada pela cultura da dieta. Embora outros aspectos desse processo, como fazer uma análise interna para descobrir e desfazer crenças autolimitantes de longa data, possam ser muito dolorosos e consumir muita energia (porém é imprescindível, não me entenda mal!), mudar suas redes sociais e abastecer sua consciência e seu subconsciente com mensagens mais positivas e inclusivas é uma maneira rápida, fácil e agradável de aumentar sua autoestima.

Mas, primeiro, precisamos realmente colocar em prática. Então vamos organizar o feed.

Por enquanto, eu adoraria que você considerasse cada conta que aparece no seu feed e avaliasse quais sentimentos elas provocam. É algo otimista, inspirador ou exaltado? Você consegue estabelecer uma relação e isso a deixa um pouco mais confortável com seu corpo? Excelente. Nenhuma ação é requerida.

Se, por outro lado, a conta induzir qualquer tipo de negatividade — seja enviando você a uma espiral de pensamentos negativos, permitindo que a dúvida se infiltre ou a levando a fazer uma listagem de suas falhas — é hora de descartar.

Se uma dessas contas for de alguma conhecida e você estiver preocupada que deixar de seguir possa causar ressentimento, o botão silenciar é seu amigo — você pode silenciar a postagem e/ou stories de uma conta e nunca saberão! E não se sinta culpada — a prioridade deve ser sua saúde mental.

Em seguida, você pode procurar preencher seu feed com uma gama diversificada de pessoas para aumentar sua exposição visual a corpos que muitas vezes não são representados na mídia tradicional. Observe as contas que você segue: quantas são Negras? Quantas são pessoas não brancas? Quantas são deficientes? Quantas fazem parte da comunidade LGBTQIA+? Quantas têm corpos gordos? Essas perguntas são relevantes e desafiadoras que podem parecer desconfortáveis, mas que são muito importantes. Temos que cultivar a diversidade no feed de forma ativa, respeitando os limites das novas contas que seguimos.

Mudar o feed é benéfico para nós como indivíduos. Ao longo do tempo, estar exposta a uma ampla gama de corpos nos lembra o quanto a raça humana é variada, diferente e bela, muito além dos distorcidos 5% de corpos "perfeitos" representados pela mídia tradicional, o que pode ser fundamental para ajudá-la a apreciar o seu próprio. Mas também há uma enorme vantagem social em que a exposição às experiências dos outros incentiva a empatia, a compaixão e, por fim, a mudança social. Ouça o que esses relatos têm a dizer sobre discriminação e experiências de vida (se optarem por contá-las) e espalhe o que elas têm a dizer.

Outra vantagem de um feed diversificado é o acesso a uma comunidade com ideias semelhantes que pode levar a um relacionamento benéfico para ambos os lados e que pode ajudar a apoiá-la em suas jornadas para uma melhor imagem corporal. Isso pode ser bastante útil se você não tiver esse apoio em sua vida real. Para ajudá-lo em seu processo, aqui estão algumas das minhas principais sugestões de contas, com conteúdo em inglês, para seguir:

@ameniesseibi	@jess_megan_	@sydneylbell
@antidietriotclub	@katiesturino	@tessholliday
@beauty_redefined	@kenziebrenna	@thebirdspapaya
@bodyimagewithbri	@khal_essie	@thebodzilla
@busybee_carys	@luuudaw	@thenutritiontea
@calliethorpe	@lvernon2000	@tiffanyima
@curvynyome	@meg.boggs	@wheelchair_
@dietitiananna	@miakang	rapunzel
@em_clarkson	@raindovemodel	@yourbodyisworthy
@emilylucyrajch	@sianlord_	@yrfatfriend
@fullbodiedbekah	@sofiehagendk	@_nelly_london
@i_weigh	@sophjbutler	
@jaimmykoroma	@stephanieyeboah	

Comece com essa desintoxicação digital agora e seu feed das redes sociais em breve se tornará uma luz de positividade, em vez de um espaço que nos encoraja sempre a lutar por mudanças irreais.

Quero compartilhar com você uma mensagem que, acredite ou não, recebi enquanto escrevia este capítulo.

Era de uma mulher que já havia entrado em contato comigo um tempo atrás pedindo conselhos para melhorar como se sentia em relação ao próprio corpo. Eu a encorajei a revisar quem ela estava seguindo e lhe dei algumas sugestões. Ela retornou com este comentário que eu salvei imediatamente porque acho que resume bastante o que estamos buscando:

> *"Tanto progresso foi feito desde a última vez que conversamos. Aprendi muito seguindo seu perfil e as outras pessoas que você compartilhou. É tão poderoso que consegui melhorar minha imagem corporal por meio do Instagram, a mesma plataforma que contribuiu para destruí-la. Obrigada."*

Embora fazer um balanço do seu espaço online seja uma maneira bastante direta e simples de melhorar sua imagem corporal, estar atento ao seu espaço offline gera muitos outros desafios — não podemos apenas silenciar ou deixar de seguir um membro da família, amigo ou colega que muitas vezes são próximos.

Todas nós já fomos alvo de *body shaming*, certo? Às vezes, isso vem de estranhos, mas muitas outras vem de pessoas do nosso círculo social ou familiar. Tenho inúmeros exemplos, mas há alguns que realmente marcaram: aos 14 anos, me disseram que eu não deveria mais usar shorts curtos por conta da celulite (no início de uma viagem de um dia inteiro quando não tinha outra roupa para trocar); ouvi de uma atendente de loja que eu deveria comprar *tankinis* em vez de biquínis porque "eles vão se adequar melhor à sua forma" e, o mais humilhante de tudo, ouvi, aos 17 anos, um menino dizer a seus colegas que eu tinha um "corpo que bloqueia o sol" durante um feriado que iria apenas meus amigos. Corri direto para o meu quarto no hotel e me tranquei no banheiro, chorando enquanto beliscava minha gordura no espelho. Usei as maiores roupas possíveis durante o resto da viagem.

Outros destaques incluem ouvir que eu tinha pernas "iguais a um jogador de futebol", o que "não é bom para as meninas" e que eu seria "muito bonita" se pudesse chegar ao tamanho 40 — você sabe, o clássico "você seria tão bonita se perdesse peso".

Esse tipo de comentário é brutal. Eles existem, é claro, como resultado do condicionamento do autor — todos nós somos vítimas, no final do dia — mas eles machucam de verdade, ainda mais se forem feitos por alguém que amamos, e eu sinto muito se você já foi alvo. Eu entendo a dor e o quanto ela pode desestabilizar.

Então como podemos lidar com os comentários?

Não acredito que exista uma maneira correta de responder a comentários ofensivos de *body shaming* ou sobre aparência — e muito depende do contexto e do que parece mais confortável para você. Vamos falar de algumas respostas em potencial, mas primeiro preciso deixar claro que este é o seu corpo e a sua vida — de mais ninguém. Então, quando alguém fizer comentários do tipo e lhe magoar, você tem todo o direito de reagir de uma maneira que pareça certa para você (quero dizer, talvez tirando violência…!) e definir seus limites de forma clara.

Sendo britânica e predisposta a evitar qualquer tipo de confronto — pois me deixa bastante confusa e não consigo articular de forma adequada o que preciso dizer — a maneira que me parece certa é dar um pouco de espaço, reunir os pensamentos, compor o que gostaria de transmitir e conversar depois.

Aqui estão algumas outras opções:

- **Responda com um elogio:** eu sei, parece estranho, mas pense comigo. Isto é para as pessoas que estão tentando ferir seus sentimentos de propósito. Escolher não receber o comentário e dar a outra face oferecendo um elogio em troca é poderoso: é inesperado e chocante para o autor e a dinâmica muda de imediato; eles ficam então se sentindo culpados por sua observação inadequada.

- **Devolva o comentário para eles:** se você não sente vontade de ser a pessoa mais madura (e pode ter certeza de que muitas vezes não sinto), diga "você também" e sorria de maneira gentil. Mais uma vez, chocante e, você sabe, também oferece a eles um gosto de seu próprio veneno.

- **Repreenda-os:** se você estiver disposta, mantenha-se firme e diga que o que disseram foi inadequado, que seu corpo não é da conta deles e exija que nunca comentem sobre o seu corpo/peso/alimentação ou de qualquer outra pessoa de novo. Você tem todo o direito de fazer isso.

- **Ignore:** pessoalmente, eu acho isso muito difícil, mas não esboçar nenhuma reação é uma maneira poderosa de parar um *bodyshamer* — em especial aquele que tem a única intenção de provocar uma reação.

- **Afaste-se:** se você já tentou as outras opções e o *body shaming* persiste, pode valer a pena considerar se retirar da linha de fogo e cortar os laços com essa pessoa em particular. Nem sempre é uma possibilidade, mas, se for, vale a pena contemplar: zelar e cuidar de si mesma inclui afastar-se de situações potencialmente prejudiciais.

Não são apenas os comentários negativos que são difíceis de responder; saber lidar com comentários aparentemente positivos ou elogios sobre perda de peso também pode ser complicado. Teste rápido: levante a mão se você já disse: "Uau, você emagreceu — você está incrível!" Sim, eu também. Já fiz isso muitas vezes no passado.

Muitas vezes é bem-intencionado, porque estamos condicionadas a acreditar que perda de peso = bom, ganho de peso = ruim e a magreza deve ser comemorada acima de tudo. Mas este é um mito que causa danos genuínos — e parabenizar as pessoas por perder peso por meio de um elogio por sua aparência atual perpetua esse estrago. Esse tipo de comentário pode impactar nossa autoestima, pois reforça a ideia de que somos melhores quando estamos mais magras e que havia algo errado com nosso corpo anterior.

Quando alguém nos oferece algo que acredita ser um elogio, é difícil dizer qualquer coisa além de "obrigada", apenas porque agradecer é tão natural a ponto de ser quase uma reação reflexa.

E, sim, às vezes a perda de peso é o objetivo, seja por motivos de saúde ou pessoais, e você pode aceitar o elogio. Eu entendo — a sociedade nos fez acreditar que precisamos ser magras, então quando alguém lhe faz esse elogio, é algo bom — mas acho que é muito importante entender que ele ainda serve para perpetuar a gordofobia e a cultura da dieta, implicando que, quanto mais magra, melhor.

Muitas vezes, a perda de peso não é intencional: pode ser resultado de estresse, problemas de saúde mental, medicação ou luto, além de uma série de outros motivos. Nesses casos, o elogio é ainda mais nojento. Comentar sobre o corpo de outras pessoas é errado, vamos admitir, mesmo que seja bem-intencionado.

Não responder quando alguém comenta de maneira positiva sobre sua perda de peso com "obrigada" é difícil, mas muito importante. Aqui estão algumas outras réplicas possíveis:

- "Eu sei que você tem boas intenções, mas quando elogia minha perda de peso, me faz sentir que quem eu era antes não era bom o suficiente."

- "Na verdade, me sinto um pouco desconfortável porque a perda de peso não foi um objetivo."

- "Na verdade, estou passando por um momento muito estressante agora; a aparência do meu corpo é a última coisa em minha mente."

- "Perdi peso, sim, mas isso não me impactou de nenhuma outra forma além da aparência!"

- "Sim, eu perdi, mas, infelizmente, isso não foi positivo para mim."

Você também pode apenas dar de ombros e mudar de assunto — o que for mais confortável. Isso não é uma imposição; só quero te oferecer algumas opções.

Acima de tudo, preciso que você saiba, com toda a certeza, que esse tipo de comentário diz mais sobre eles do que sobre você; é uma projeção dos problemas e

O que as pessoas pensam de você não é da sua conta.

inseguranças que eles têm. Afinal, por que a aparência de outros corpos deveria afetar qualquer pessoa? Não deveria, porque não afeta — não afeta o bem-estar, a saúde ou a vida de ninguém.

Um conselho incrível que recebi da minha amiga Emily Clarkson enquanto estava me recuperando das palavras desagradáveis de um valentão no Instagram, é que o que as pessoas pensam de você não é da sua conta. Demorei um pouco para entender isso e, não me entenda mal, é algo que às vezes ainda tenho dificuldade em acreditar por completo quando me sinto atacada por palavras, mas é tão verdadeiro: seus próprios pensamentos e ações são as únicas coisas que você pode controlar. E, como disse Marco Aurélio: "A felicidade da sua vida depende da qualidade dos seus pensamentos." Ficar matutando o que outras pessoas pensam sobre você afasta o controle de seus próprios pensamentos.

A jornada para a autoaceitação é muitas vezes longa e difícil, ainda mais se você está começando de um lugar danoso ou difícil graças a distúrbios alimentares ou apenas à visão distorcida dos corpos vendidos a nós pela cultura da dieta. Podemos não ser capazes de controlar o que os outros nos dizem, mas temos o poder de escolher o que deixamos entrar em nosso espaço por meio das redes sociais e podemos controlar nossas respostas a quaisquer comentários que recebemos. Portanto, organize seu espaço da melhor maneira possível e tente se concentrar no fato de que muito do que as pessoas nos dizem é sobre *elas*, não nós. Eu acredito muito que esta é a melhor maneira de construir uma armadura que nos proteja da negatividade e nos permita continuar em nosso caminho para fazer as pazes conosco e encontrar a verdadeira felicidade.

CAPÍTULO 13

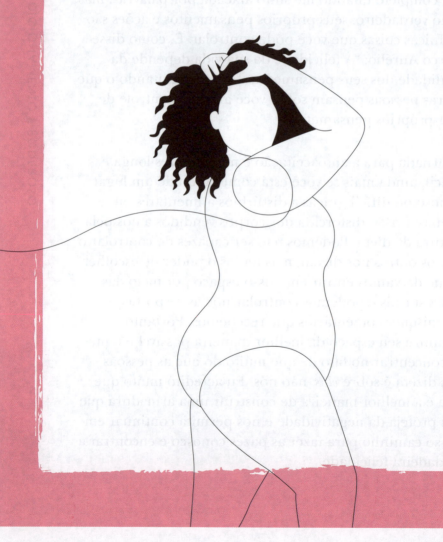

O caminho
sinuoso no
horizonte:
para onde
ir a partir
daqui

CAPÍTULO 13

266

SEU CORPO NÃO DEFINE QUEM VOCÊ É

Então chegamos até aqui! Como você está se sentindo?

Espero que animada com a possibilidade de viver uma vida sem odiar seu corpo — mas talvez um pouco sobrecarregada. Eu entendo, é muita coisa.

E você não precisa fazer tudo de uma vez. Admito que eu sou muito tudo ou nada, então, se eu estivesse lendo este livro, é provável que tentaria implementar todos os conselhos de imediato... Seria tudo o que eu faria e pensaria por algumas semanas e depois acabaria esgotada. Não seja como eu — dê um passo de cada vez e dê a si mesma espaço para digerir e entender. Se necessário, leia o livro inteiro de novo, ou apenas alguns capítulos. Há tanto para processar e internalizar — e muito disso vai contra tudo o que pensávamos que sabíamos. Permita-se ter compaixão.

Eu também costumo procurar uma solução rápida, então posso ficar bastante focada em uma determinada área. Por exemplo, é provável que eu lesse o capítulo de alimentação intuitiva, pensasse que a ficha havia caído com bastante facilidade (você sabe — o momento "é isso! Agora TUDO vai se resolver!") e entrasse de cabeça no novo método. No entanto, embora a alimentação intuitiva provavelmente a ajude a curar seu relacionamento com a comida, você ainda precisa trabalhar para consertar seu relacionamento com sua imagem corporal, o que requer entender e se desfazer a cultura da dieta em um nível pessoal, ter conhecimento sobre gordofobia e padrões de beleza e enfrentar as autocrenças existentes sobre seu peso e valor neste mundo.

Devo dizer que, embora eu tenha sido bastante suscetível a isso no passado, não sou uma grande fã do conceito de "cair a ficha/virada de chave". Ouvi muitas pessoas que se recuperaram de distúrbios alimentares dizerem que passaram por um momento crucial que marcou o ponto final iminente de sua recuperação, mas isso era prejudicial para mim porque eu estava sempre procurando o *meu*. Estava em constante espera do meu momento "tcharam", mas ele nunca veio, então pensava que não estava progredindo.

Mas acredito que, na verdade, o progresso é muito mais complexo e demorado do que um único momento marcante. Descrevo minha recuperação — tanto de um distúrbio alimentar quanto de uma imagem corporal bastante negativa — como pedaços imperceptíveis de crescimento que se empilharam aos poucos uns sobre os outros para formar um progresso real e perceptível. Não é uma história tão emocionante ou sexy quanto "Acordei um dia e percebi que não podia mais continuar assim e foi praticamente isso!", não é?!

É um clichê, mas não posso enfatizar o suficiente e *preciso* que você saiba: esse caminho não é linear — você terá altos, baixos, passos para frente e para trás. Terá dias em que tudo estará indo tão bem que você achará que conseguiu chegar lá, fez as pazes com seu corpo, e então terá dias em que se sentirá tão consumida por pensamentos negativos que pensará que voltou à estaca zero.

Tente ficar longe desse pensamento preto no branco — em vez de acreditar que sua jornada está completa nos dias bons e que ela nem começou nos dias ruins, tente ficar em um meio-termo. Reconheça que você progrediu e parabenize-se, mas aprecie que você ainda tem um caminho a percorrer — e isso é muito bom.

Retrocessos são difíceis. Lembro-me de forma bem clara de uma época em que me sentia muito confiante e feliz com meu corpo — estava mais do que alegre, me sentia radiante. Eu estava visitando meus pais em Chipre e usava biquínis sem pensar duas vezes; meu corpo não tinha nenhum impacto negativo em minha mente — uma sensação incrível depois de passar uma vida inteira em guerra com ele. Enquanto eu estava lá, fui ver um dermatologista para um problema que estava tendo com a minha pele. Quando ele me perguntou se eu estava tomando algum remédio, respondi que sofria com refluxo (sexy, eu sei, mas não vem ao caso). Ele começou a me dizer — você consegue adivinhar o que aconteceu, não consegue?! — que sabia qual era a cura. Perda de peso! "Você precisa emagrecer. Perca de 5kg a 10kg fazendo uma dieta de baixa caloria", recomendou. "Você precisa equilibrar seu peso e seu refluxo desaparecerá."

Fiquei chocada. Saí em silêncio, atordoada pelo que acabara de ouvir. Foi só depois que desejei tanto ter me mantido firme e dito a ele como poderia ser prejudicial aconselhar seus pacientes (que estavam visitando por causa de um problema de pele!) a emagrecer — em especial porque um distúrbio alimentar é provável de ser o culpado pelo meu refluxo em primeiro lugar — mas fiquei muito boquiaberta para formular algo coerente.

E, assim, minha confiança foi destroçada. Senti-me humilhada e de repente autoconsciente do meu corpo, imaginando o que as outras pessoas estavam pensando sobre mim. Fiquei frustrada comigo mesma por deixar um homem aleatório que não tinha importância na minha vida me arruinar com algumas frases, mas não podia negar: havia acontecido. Senti como se estivesse de volta à estaca zero, todo o progresso havia sido descartado.

No entanto, com o passar dos dias, comecei a me sentir mais forte. Percebi algumas coisas: aquele homem estava mergulhado na crença da cultura da dieta de que todo mundo precisa ter um certo peso (baixo) para ser saudável;

ele estava apenas voltando ao emagrecimento como uma cura para algo que não entendia por completo (sei que a perda de peso às vezes pode ajudar no refluxo, mas não no meu caso) porque foi o que aprendeu na faculdade de medicina e, o mais importante, não importava o que aquele homem pensava de mim e do meu corpo. O que importa é o que *eu* penso de mim e do meu corpo, e não posso me dar ao luxo de passar esse poder para mais ninguém. Além disso, nenhuma outra pessoa o merece. Na verdade, saí desse retrocesso mais forte — e munida de novas ferramentas para me ajudar a lidar de modo eficaz com algo semelhante, caso ocorra de novo.

O que estou tentando dizer é o seguinte: esses contratempos — seja alguém comentando sobre seu corpo, experimentar um par de jeans que não lhe serve ou ver fotos suas que você não gosta — que fazem você se sentir frustrada e desanimada? Eles não significam que você falhou ou não progrediu em sua jornada.

Na verdade, acredito que esses pequenos deslizes sejam fundamentais para o progresso: são onde reunimos mais ferramentas para nos armarmos, para voltarmos mais fortes. Da próxima vez que cairmos, por assim dizer, poderemos nos levantar muito mais rápido.

Vivendo neste mundo obcecado pela aparência, é irreal pensar que você nunca terá dias ruins com sua imagem corporal. Eu praticamente me esforcei tanto quanto qualquer um para melhorá-la e, embora na maioria dos dias eu nem pense duas vezes na minha aparência, ainda há dias em que não me sinto tão bem com o meu corpo. Pego roupas mais largas e evito aparecer em fotos.

A diferença agora é que tenho as armas certas no meu arsenal para voltar a ficar bem o mais rápido possível.

Aqui estão alguns exemplos:

- **Eu me permito ter compaixão.** É normal ter dias ruins com minha imagem corporal e eu não tento me livrar disso.

- Em vez disso, **abordo as emoções com curiosidade**, com o objetivo de explorar por que não estou me sentindo tão bem em meu corpo. Por exemplo, se eu passo por uma rejeição em uma área da minha vida — digamos uma rejeição no trabalho — começo a me sentir mal com meu corpo. Porque esse sempre foi meu modo padrão de punição quando me sinto rejeitada. Essa curiosidade a ajuda a identificar e entender seus gatilhos, o que significa que você pode definir limites para evitá-los E trabalhar com eles para chegar a um ponto de neutralidade. Por fim, faz você perceber que não é sobre o seu corpo.

- **Arranjo tempo para o autocuidado.** Muitas vezes, os sentimentos negativos com o meu corpo acontecem porque está me faltando amor e cuidado próprio, então me permito fazer algo que amo, como assistir a alguns bons episódios do seriado *Real Housewives* (meu favorito) ou fazer uma rotina completa de *skincare* e pintar as unhas. O autocuidado é diferente para todos, então opte por coisas que sejam boas para você e lembre-se de se cuidar.

- **Eu me certifico de praticar exercícios.** Acho que essa é uma maneira bastante poderosa de mudar minha mentalidade da aparência do meu corpo para o que ele é capaz. Você pode escolher qualquer exercício que quiser — lembre-se, não precisa ser cansativo e não se trata de mudar seu corpo!

- **Rolo o *feed*.** Eu sigo tantas pessoas incríveis e inspiradoras que compartilham informações valiosas de maneira consistente, então, quando não estou muito bem, rolo o meu *feed* do Instagram e começo a sentir meu humor melhorar.

- **Eu tento sempre enfrentar os pensamentos negativos.** Embora seja importante deixar as emoções negativas surgirem e serem exploradas, é igualmente importante desafiá-las e lembrar-se de que você não merece palavras cruéis.

O que pode ser muito útil nesses dias mais difíceis é pegar um pedaço de papel e fazer duas colunas: uma para anotar suas razões para querer melhorar sua imagem corporal e a outra para anotar seu progresso até agora — mesmo os menores, tudo. Eu tenho um caderno quase inteiramente dedicado a isso, porque foi muito importante para me lembrar por que eu precisava estar nessa jornada e todas as minhas conquistas ao longo do caminho (é fácil esquecer quando você está para baixo). Todas as vezes, esse exercício ajudava a elevar meu ânimo e a renovar a minha determinação.

Eu quero que você se lembre, acima de tudo, que embora você esteja tendo um dia de imagem corporal ruim, isso não significa que você tenha um corpo ruim, como minha amiga Nelly London disse uma vez. Isso porque, apesar do termo "imagem corporal", o problema não está realmente no corpo — está tudo na mente. Enxergo isso ilustrado de modo muito claro por uma citação, cujo autor, infelizmente, não consigo identificar, mas aqui está: "Sabe quando você olha para uma foto antiga e pensa: 'Uau, por que eu odiava meu corpo naquela época?' — ESSA é a prova de que nunca foi sobre seu corpo."

"Sabe quando você olha para uma foto antiga e pensa: 'Uau, por que eu odiava meu corpo naquela época?'

— ESSA é a prova de que nunca foi sobre seu corpo.".

Essa é uma das citações mais poderosas que já li — e, a propósito, foi o mais próximo de um momento de "cair a ficha" que já tive... Aquela foto de 10 anos atrás, quando senti que queria rasgar minha pele porque me sentia tão nojenta? Minha aparência estava incrível. Por que eu me sentia tão desconfortável? Não tinha nada a ver com o meu corpo, era tudo a ver com a minha *percepção*. Uma distinção muito importante.

Daqui a 10 anos, não quero estar olhando para fotos minhas agora e pensando a mesma coisa. Na melhor das hipóteses, *não* vou pensar na minha aparência — mas vivemos em uma sociedade que torna isso quase impossível, então eu pelo menos quero estar pensando: "Eu estava ótima naquela época e estou ótima agora, e estou tão feliz que passei os últimos 10 anos não permitindo que minha aparência me impedisse de viver a vida."

Quero falar sobre por que mencionei que, em um mundo ideal, eu não estaria pensando em minha aparência, e quero usar citações da Dra. Lindsay Kite e da Dra. Lexie Kite, coautoras de *More Than a Body* [sem tradução no Brasil], de uma de suas postagens no Instagram @beauty_redefined: "A maioria das pessoas acha que a confiança no corpo está arraigada em aceitar a aparência dele. É por isso que as influenciadoras de positividade corporal são tão populares — elas mostram e dizem o quanto estão confiantes com a própria aparência para que você também possa se sentir bem. Este é o primeiro passo para a confiança corporal para muitas pessoas, mas não é o único."

"Seu corpo não é um objeto para ser observado, então curar sua imagem corporal — sua percepção e sentimentos sobre seu corpo — não significa mudar a forma como você o vê; trata de mudar como você o *valoriza*. Se a sua confiança corporal se origina da sua aparência, ela vai subir e descer com cada comentário bom ou ruim, cada aceitação ou rejeição, cada foto boa ou ruim, e cada variação física e mental. Também pode diminuir quando sua inspiração #bopo (body positive) perder peso, fazer uma cirurgia estética ou expressar insatisfação com o corpo que se parece com o seu. Se ela não se sentia tão bem quanto parecia, como você deveria se sentir?"

Isso foi evidenciado há pouco tempo pela perda de peso de Adele. A cantora já foi vista como uma heroína gorda, representando mulheres plus size em todo o mundo que, de repente, se sentiram menos sozinhas ao ver uma garota maior alcançar tanta fama e adoração. Mas então ela emagreceu, o que serviu como gatilho para muitas dessas mulheres. Adele fez com que se sentissem mais aceitas ao mostrar que, se ela podia se orgulhar de seu corpo, elas também podiam. A perda de peso de Adele parecia ter arrancado a permissão para se sentirem confortáveis com seus corpos e foi substituída por um desejo de emagrecer para receber elogios e admiração. (A cantora causou um frenesi global em 2020 quando sua perda de peso foi revelada pela primeira vez, com milhares de veículos de notícias elogiando sua "transformação incrível" e especulando sobre como ela conseguiu emagrecer. A primeira coisa que aparece quando você começa a digitar "Adele" no Google ainda é "Emagrecimento da Adele" e se você pesquisar no Google "Peso da Adele", há mais de 75 milhões de resultados.)

Mas como essas mulheres — e pessoas que passam por provocações semelhantes — podem superar isso? Lindsay e Lexie explicam que a verdadeira confiança corporal é aprender a valorizar seu corpo como um instrumento de uso — não um ornamento a ser admirado. De novo, isso não é uma coisa fácil de alcançar da noite para o dia, ainda mais na cultura da dieta e na sociedade dominada pelo patriarcado em que vivemos, e não é uma conquista única que é feita para a vida toda, mas o trabalho persistente que fazem sobre imagem corporal evidencia que é possível e transforma a vida. Elas escrevem: "Você pode se sentir envergonhada com a sua aparência às vezes e lamentar como seu corpo pode não ser apto em termos de habilidades, saúde e/ou expectativas. E tudo bem — vai acontecer, então seja gentil com você mesma na hora. Mas, em vez de ignorar essa vergonha e tentar reconstruir a confiança 'melhorando' seu corpo, esses momentos podem servir como seus momentos de ação. Deixe-os ser seu lembrete sobre como é urgente enxergar mais em você e em seu corpo — mais do que um objeto a ser reparado e julgado — e agir de acordo. Você pode voltar a olhar para seu corpo como sua moradia em vez de se auto-objetivar e estabelecer uma divisão contra si mesma."

Algumas das dicas práticas que as autoras discutem em *More Than a Body* para conseguir resultado incluem:

- Reflita sobre a pressão injusta e as mensagens distorcidas sobre beleza e valor que contribuíram para sua dor.

- Expresse compaixão por si mesma enquanto você elimina de maneira consciente essas fontes de objetificação de sua vida e peça aos outros que se juntem a você na cura e no desenvolvimento que vai além de um corpo.

- Estenda essa gentileza para aqueles que você muitas vezes julgaria, fiscalizaria ou se compararia.

- Priorize como você vive acima de sua aparência. Priorize como você experimenta o mundo em vez de como o mundo experimenta você.

- Pergunte a si mesma: o que eu realmente quero fazer, sentir, alcançar e vivenciar neste meu corpo? Seja o que for, experimente. Independentemente de sua aparência ou do que você acha que precisa para se qualificar. Apenas tente.

Mais uma vez, é muito para absorver. Ainda mais para uma mente como a minha, que é impaciente... Lembro-me de dizer ao meu marido Dave durante um dos meus muitos desabafos: "Nada está funcionando, não posso fazer isso! Todo esse esforço e eu nem me sinto melhor." Enquanto tentava me consolar — esse homem merece uma medalha — ele veio com uma analogia que grudou em minha mente e realmente ajudou a me guiar.

Ele comparou o processo de fazer as pazes com seu corpo a um quebra-cabeça. As partes individuais não significam muito e são confusas de se olhar, mas quando se juntam, formam algo. A imagem torna-se cada vez mais clara quanto mais peças do quebra-cabeça você adiciona, até que, por fim, você possa ver a imagem inteira. Estava funcionando, eu tinha progredido, só precisava de mais algumas peças. Tão simples e tão poderoso, certo?

Falando no Dave, tenho que discutir a importância de se abrir com alguém. É tão difícil sofrer em silêncio. E você não deveria — você merece apoio. Eu era muito reservada quanto aos meus distúrbios e transtornos alimentares (até que decidi compartilhar com o mundo, do nada?!) e isso não me fez bem. Foi, de fato, prejudicial: permitiu que meus problemas progredissem e se tornassem ainda mais arraigados sem intervenção. Mas eu estava muito consumida pela vergonha. Quando finalmente contei à minha mãe e ao meu pai o que estava acontecendo, foi o primeiro passo para conseguir ajuda — eles foram tão compreensivos e se mostraram tão desesperados para me ajudar a melhorar que eu tive a sorte de começar o tratamento quase que de imediato.

Então, depois de um tempo, quando ainda estava sofrendo, me abri para Dave. Eu estava nervosa e com medo, mas estava chegando a um ponto em que não tinha escolha a não ser contar a ele, porque estava afetando muito a minha vida. Eu não tinha ideia de como ele reagiria, mas não precisava me preocupar: ele era gentil, compassivo e compreensivo — algo incrível, já que ele nunca teve nenhum tipo de problema com a imagem corporal ou com a alimentação. Seu apoio incondicional — eu devo ter tido o mesmo desabafo com ele pelo menos cem vezes e não acho que isso seja um exagero — e a compaixão constante me ajudaram a passar por um dos momentos mais sombrios da minha vida. Espero não parecer estar me gabando, sei que tive muita sorte de ter um parceiro tão compreensivo e pais atenciosos, mas quero enfatizar o quanto é importante receber apoio. Coisas assim — aprender a se sentir confortável com seu corpo depois de uma vida inteira de ódio — são muito mais fáceis de lidar quando você tem alguém com quem pode desabafar e confiar. Alguém que ouve como você se sente e está lá para lhe apoiar quando tudo parece muito sufocante.

Eu recomendaria se abrir para alguém que você acha que pode entender. É verdade que algumas pessoas apenas não entendem, e isso não é necessariamente culpa delas. Nem todo mundo é capaz de ser tão inteligente e compreensivo de maneira emocional com essas questões quanto você precisa. Então pense em quem pode ser a melhor pessoa, alguém que você sente ser uma "porto seguro". Talvez uma amiga em quem você confia de olhos fechados, sua mãe, ou sua irmã. Estes são apenas exemplos — você sabe quem é a pessoa certa para você.

Se sua insatisfação corporal a leva a se envolver em comportamentos autodestrutivos, contar a alguém pode trazer responsabilidades. Um exemplo disso foi quando eu estava tentando escapar das garras da bulimia. Dave sugeriu que eu o contatasse toda vez que quisesse vomitar. Foi uma oferta bastante generosa. Eu concordei, e isso se tornou essencial para a minha superação da bulimia.

Eu encorajo as pessoas a se abrirem com alguém em quem confiam diversas vezes e, em várias ocasiões, elas voltam e me dizem que a pessoa em quem confiaram revelou que também estava passando por algo semelhante. Muitas de nós sofremos em silêncio mais do que você pensa. Mesmo a amiga que você acha uma gata, ou aquela que é muito admirada pelos homens, ou até mesmo a modelo da revista — muitas dessas mulheres ainda enfrentam problemas de confiança corporal, apesar de se encaixarem no padrão de beleza

Você não está tão sozinha quanto imagina.

da sociedade: isso não invalida essas lutas internas. Você não está tão sozinha quanto imagina.

Também preciso que se lembre de que é vital que você estenda compaixão e bondade a si mesma. Eu não posso enfatizar o suficiente o quanto é necessário ser gentil com você. Os pensamentos negativos só gerarão emoções e ações negativas; oferecer-se compaixão fará com que você se sinta segura, cuidada e com a mente mais forte. Não tem certeza de como começar? Tente conversar com você mesma como faria com uma criança pequena ou alguém que ama quando quer acalmá-los. Pratique captar pensamentos críticos e tente reformulá-los em comentários mais gentis e amorosos. Reveja a sua lista de "progresso" e sinta-se orgulhosa de tudo que você realizou até agora. Dê crédito a si mesma.

E, acima de tudo, lembre-se de que a vida é muito curta para esperar até que você caiba naquele jeans, perca uma certa quantidade de peso, ou se livre da celulite. É muito curta para viver como uma foto de "antes". Você não é uma foto de "antes", mas também não é uma foto de "depois" — e nenhuma dessas pessoas das fotos de transformação que vemos online. Somos seres humanos vivos, que respiram, são multifacetados e talentosos, cuja verdadeira beleza não pode ser capturada em uma imagem. Uma imagem não pode transmitir o calor e a compaixão de alguém, como fazem as pessoas rirem, como são leais ou a marca que deixaram no mundo.

Nossos corpos são apenas os recipientes que contêm todas as coisas boas. Eles foram criados com um propósito, então vamos vivê-lo. E, conforme a famosa frase,

A melhor hora para começar foi ontem.
A próxima melhor hora é agora.

LEITURA ADICIONAL

Lindsay Kite PhD & Lexie Kite PhD, *More Than A Body* (2020)

Sabrina Strings, *Fearing The Black Body: The Racial Origins of Fat Phobia* (2020)

Christy Harrison, *Anti-Diet* (2019)

Stephanie Yeboah, *Fattily Ever After: A Black Fat Girl's Guide To Living Life Unapologetically* (2020)

Aubrey Gordon, *What We Don't Talk About When We Talk About Fat* (2020)

Dr Joshua Wolrich, *Food Isn't Medicine* (2021)

Tally Rye, *Train Happy: An Intuitive Exercise Plan For Every Body* (2020)

Laura Thomas, *Just Eat it* (2019)

Elyse Resch & Evelyn Tribole, *Comer intuitivo: Faça as pazes com a comida. Liberte-se da dieta crônica. Redescubra o prazer de comer* (2012)

Lindo Bacon, *Health At Every Size: The Surprising Truth About Your Weight* (2010)

Lindo Bacon PhD & Lucy Aphramore PhD, *Body Respect* (2014)

Molly Forbes, *Body Happy Kids* (2021)

Brené Brown, *A arte da imperfeição: abandone a pessoa que você acha que deve ser e seja você mesmo* (2020)

Naomi Wolf, *O mito da beleza: como as imagens de beleza são usadas contra as mulheres* (1990)

Katie Sturino, *Body Talk* (2021)

Rose Molinary, *Beautiful You* (2010)

Jessica Sanders, *Love Your Body* (2019)

Poorna Bell, *Stronger* (2021)

Kelsey Miller, *Big Girl: How I Gave Up Dieting and Got a Life* (2016)

Jes Baker, Landwhale: *On Turning Insults Into Nicknames, Why Body Image Is Hard, and How Diets Can Kiss My Ass* (2018)

NOTAS SOBRE O TEXTO

1 Pesquisa encomendada por Love Berries UK: www.mirror.co.uk/news/uk-news/brits-try-126-faddiets-21234747

2 O termo "negro" aparece em maiúsculo sempre que faço referência à raça, em reconhecimento à história e identidade compartilhadas entre todos que se identificam como negros em todo o mundo.

3 F. R. E. Smink, Daphne van Hoeken e Hans W. Hoek, "Epidemiology of Eating Disorders: Incidence, Prevalence and Mortality Rates", *Current Psychiatry Reports* (agosto de 2012), 14(4), 406-14.

4 Traci Mann, A. J. Tomiyama, Erika Westling, Ann-Marie Lew, Barbara Samuels e Jason Chatman, "Medicare's search for effective obesity treatments: diets are not the answer", *American Psychologist* (abril de 2007), 62(3), 220– 33.

5 K. H. Pietiläinen, S. E. Saarni, J. Kaprio e A. Rissanen, "Does dieting make you fat? A twin study", *International Journal of Obesity* (março de 2012), 36 (3), 456-64.

6 Leah M. Kalm e Richard D. Semba, "They starved so that others be better fed: remembering Ancel Keys and the Minnesota experiment", *Journal of Nutrition* (junho de 2005), 135(6), 1347–52.

7 Evelyn Tribole e Elyse Resch, *Intuitive Eating: An Anti-Diet Revolutionary Approach* (4ª edição, St. Martin's Essentials, 2020).

8 Figuras de www.ceros.com/inspire/originals/fashionmagazine-covers-diversity-media/

9 Patricia Van den Berg, Dianne Neumark-Sztainer, Peter J. Hannan e Jess Haines, "Is dieting advice from magazines helpful or harmful? Five-year associations with weight-control behaviors and psychological outcomes in adolescents", *Pediatrics* (janeiro de 2007), 119(1), e30-7.

10 Grace Holland e Marika Tiggemann, "A systematic review of the impact of the use of social networking sites on body image and disordered eating outcomes", *Body Image* (junho de 2016), 17, 100–110.

11 Mario Palmer, "5 Facts About Body Image", *Amplify* (2013), citado em https://www.dosomething.org/us/facts/11-facts-about-body-image.

12 M. P. McCabe, L. A. Ricciardelli e J. Finemore, "The role of puberty, media and popularity with peers on strategies to increase weight, decrease weight and increase muscle tone among adolescent boys and girls", *Journal of Psychosomatic Research* (março de 2002), 52(3), 145-154.

13 Sharon Hayes e Stacey Tantleff-Dunn, "Am I too fat to be a princess? Examining the effects of popular children's media on young girls' body image", *British Journal of Developmental Psychology* (junho de 2010), 28(2), 413–426.

14 Pesquisa realizada pela Revealing Reality, encomendada pela 5Rights Foundation, que faz campanha por controles online mais rígidos para crianças.

15 Norman Sartorius, "The Meanings of Health and its Promotion", *Croatian Medical Journal* (agosto de 2006), 47(4), 662–64.

16 Sabina Strings, *Fearing The Black Body: The Racial Origins of Fat Phobia*, (NYU Press, 2019).

17 Linda Bacon, *Health at Every Size: The Surprising Truth About Your Weight* (2ª edição, BenBella Books, 2010).

18 *Journal of the American Medical Association* (2013).

19 https://rugbyroar.com/what-isthe-average-size-of-a-rugby-player/

20 Katherine M. Flegal, Brian K. Kit, Heather Orpana e Barry Graubard, "Association of all-cause mortality with overweight and obesity using standard body mass index categories: a systematic review and meta-analysis", *Journal of the American Medical Association* (janeiro de 2013), 309(1), 71-82.

21 Dados de 2018 do British Liver Trust.

22 Timothy A. Judge e Daniel M. Cable, "When it comes to pay, do the thin win? The effect of weight on pay for men and women", *Journal of Applied Psychology* (janeiro de 2011), 96(1), 95-112.

23 A. R. Sutin, Y. Stephan e A. Terracciano, "Weight discrimination and risk of mortality", *Psychological Science* (novembro de 2015), 26(11), 1803-11.

24 Jon Arcelus, Alex J. Mitchell, Jackie Wales, Søren Nielsen, "Mortality rates in patients with anorexia nervosa and other eating disorders. A meta-analysis of 36 studies", *Archives of General Psychiatry* (julho de 2011), 68(7), 724-31.

25 Estudo publicado no *The British Medical Journal*. Os dados foram coletados do General Practice Research Database.

26 Pesquisa da Sociedade Internacional de Cirurgia Plástica Estética sobre o aumento contínuo da cirurgia plástica em todo o mundo. Acesso em: https://www.isaps.org/wp-content/uploads/2020/12/ISAPS-GlobalSurvey-2019-Press-ReleaseEnglish.pdf.

27 A Sociedade Americana de Cirurgia Plástica Estética, "Estatísticas do banco de dados de 2020 da Sociedade Americana de Cirurgia Plástica Estética". Disponível em: https://cdn.theaestheticsociety.org/media/statistics/aesthetic plasticsurgery nationaldata bank2020stats.pdf

28 Abby Ellin, "Brazilian Butt Lifts Surge, Despite Risks", *The New York Times* (19 de agosto de 2021).

29 Declaração da British Association of Aesthetic Plastic Surgeons sobre Brazilian Buttock Lifts. Disponível em: https://baaps.org.uk/media/press_releases/1621/baaps_statement_on_brazilian_buttock_lifts

30 Luis Rios Jr., MD e Varun Gupta, MD, MPH, "Improvement in Brazilian Butt Lift (BBL) Safety With the Current Recommendations from ASERF, ASAPS, and ISAPS", *The Aesthetic Surgery Journal* (abril de 2020), 1-7

31 Você pode encontrar o site dela em www.intuitiva psychologya cademy.com

32 Lauren F Friedman, "A psychologist reveals the biggest predictor of happiness — and it's not money", *Insider*, 6 de setembro de 2015. Disponível em: https://www.business insider.com/how-to-know-you-are-feliz-psicologia-2015-9

33 Stephen R. Swallow e Nicholas A. Kuiper, "Social comparison in dysphoria and nondysphoria: Differences in target similarity and specificity", *Cognitive Therapy and Research* (1993), 17(2), 103-22.

34 www.statista.com/statistics/507378/average-daily-media-usein-the-united-kingdom-uk/

35 Estudos da The Florida House Experience, uma instalação de tratamento de saúde mental e dependência. Disponível em: https://fherehab.com/news/bodypositive/

36 Nina Haferkamp e Nicole C. Krämer, "Social comparison 2.0: examining the effects of online profiles on social-networking sites", *Ciberpsicologia, Comportamento e Redes Sociais* (maio de 2011), 14(5), 309–14.

ÍNDICE

A
alimentação intuitiva, 187–188

alimentos pouco nutritivos, 195

anfetaminas, 39

anorexia nervosa

  a experiência de Alex, 10

  maior taxa de mortalidade, 63

  reconhecida como doença, 42

  thinspiration, 141

Associação para Diversidade de Tamanho e Saúde (ASDAH), 103

aumento do apetite, 60

autoaceitação, 12, 154

auto-objetificação, 250

B
body positivity, 123

body shaming, 30, 81, 257

  como lidar, 258–260

Brazilian bum lift (BBL), 136–137

bulimia, 10

  reconhecida como doença, 42

bullying, relação com televisão e cinema, 81

C
calorias, 33–34

câncer, 120

carboidratos, 195

celulite, 13, 17, 48, 124, 143–144, 253, 257, 281

cirurgia bariátrica, 37–38

comer transtornado (CT), 101

compaixão, 17, 210, 215, 222, 224, 244–245, 256, 267, 271, 277–278, 281

comparação, 167–176

  e como podemos evitá-la, 176–179

  violência contra sua personalidade, 172

compulsão alimentar, 11, 42, 186, 190, 207, 221

confiança corporal, 12, 17, 275–276, 279

contentamento, 153

corpo

  e o aumento da gordura visceral, 102

  marginalizado, 19

crianças, e imagem corporal, 77–78, 79, 154

cultura antidieta, 19, 46

cultura da dieta, 9, 34. *Consulte também* gordofobia

  aceitação, 11–12

  comida "boa" e "ruim", 65

  definição, 24

  e a felicidade, 154–155

  e a indústria fitness, 230–231

  e os exercícios, 234–235

  forma de acabar com a, 111

  história, 25–34

  ideal magro, 24

  magreza ideal, 214

  #strongnotskinny, 139

cultura gordofóbica, 140–141

D
desejos, 47

dietas

  alcalina, 37

  Atkins, 41

  ciclo semanal, 23

  da Bela Adormecida, 39

  da limonada, 37

  da moda, 10, 23

  da toranja, 37

  de Hollywood, 37

  do metabolismo rápido, 46

  do tipo sanguíneo, 46

  e por que é ruim fazer, 183–187

  origem da palavra, 24–25

dinitrofenol, 36

discriminação, 39, 97, 101, 104, 107, 110–111, 116–117, 151, 159, 253, 256 distúrbios alimentares, 14

   e leitura de revistas, 72

Dowsett, Sara, 150

E

EAT-26, 76

espartilhos, 39

exercícios, 191

F

Fat Underground, 39

felicidade

   e autoaceitação, 154

   e corpo perfeito, 154

fome emocional, 189, 199

fumar, 36

G

ganho de peso

   aceitação, 214

   após dieta, 54, 97

   como parte da vida, 207, 212, 219–220

gatilhos, 271, 275

gordofobia, 19, 31, 110–127, 219

   e a moda, 84

   em séries e filmes, 77

   na comunidade médica, 39

gordura, 194

gratidão, prática, 177

I

imagem corporal

   definição, 74

   e a anorexia, 10

   e a mídia, 74

   e a teoria da comparação social, 169–170

   e autoaceitação, 154–163

   e auto-objetificação, 250

   e bulimia nervosa, 10

   e comparação, 167–179

   e crianças, 77–78, 79, 154

   e desintoxicação digital, 256–258

   e filmes da Disney, 79

   em relação aos homens, 82

e neutralidade do corpo, 155

e redes sociais, 15, 83

Índice de Massa Corporal (IMC), 31, 33, 91–105, 115–116, 214

positividade corporal, 46, 123–125, 275

inadequação

   e a comparação, 172

   e redes sociais, 252

Índice de Massa Corporal (IMC), 91–92

índice Quetelet, 92–94

indústria da dieta, 12, 24

   cultura obcecada pela magreza, 47

   e da moda, 85

insatisfação corporal, 74–75

Instagram

   a rede social mais prejudicial, 250

   confiança corporal, 12–13

   conta da Alex, 10

K

Keys, Ancel, 57

L

Lawrence, Iskra, 12

Lawson, Lesley, 38

Light, Alex

   abordagem de quebra-cabeça, 18

   experiência com dietas, 8–10

   transtornos alimentares, 10–11

M

magreza

   ideal da cultura da dieta, 24–25

   imagem histórica, 25–26

marginalização, 112

médicos, abordagem centrada no peso, 96–99, 120–121

Minnesota Starvation Experiment, estudo, 57

modelos plus size, 12

Monroe, Marilyn, 37

movimento intuitivo, 239–245

N

NAAFA, 39

National Eating Disorder Association (NEDA), 63

neutralidade, 155–156

Noom, Aplicativo, 47

O

obesidade mórbida, 38

P

padrão de beleza, 71–74, 114, 116, 123, 124, 149, 167, 168

pais, 158, 168–169

patriarcado, 34

  e a comparação, 176

  e a cultura da dieta, 145

pesagem

  e obsessão, 44, 150–151, 214

  história, 28

pílulas

  de tênia, 36

  dietéticas, 36, 39

  para emagrecer, 43

privilégio da magreza, 117, 119

privilégio, reconhecimento de, 19

produtos para perda de peso, 36–37, 39–40, 43–44, 144

proteínas, 194

puberdade, 75

Q

Quetelet, Adolphe, 33

R

racismo, 31, 159

  estrutural, 85

redes sociais

  e a comparação, 169–170

  e limpeza de perfis, 178

  teoria da comparação social, 169

Rosenberg, Aleeza, 184

roupas

  dificuldade para comprar, 115, 117, 127

  e indústria da moda, 85

Rye, Tally, 230

S

saúde, definição, 89–91

saúde mental, 176, 207, 208, 211

  como parte da saúde geral, 107

  e mídia social, 250–252

Sheridan, Lucy, 168

sobrepeso, 31, 96

T

teoria da comparação social, 169–170

terapia, 158–163, 220

terapia cognitivo-comportamental (TCC), 159

TOPS, 38

transtorno alimentar

  como surge, 63

  não diagnosticado, 101

V

Vigilantes do Peso, 8, 38, 46

W

Wolrich, Joshua, 91, 96, 99, 101–102, 104–105, 282

Y

Yeboah, Stephanie, 112, 114, 116, 119, 121–122, 125, 282

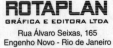

ROTAPLAN
GRÁFICA E EDITORA LTDA
Rua Álvaro Seixas, 165
Engenho Novo - Rio de Janeiro
Tels.: (21) 2201-2089 / 8898
E-mail: rotaplanrio@gmail.com